复工复课后
新型冠状病毒肺炎
自我防护读本

U0200143

复工复课后新型冠状病毒肺炎自我防护读本

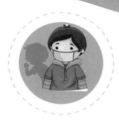

主　审　张金保　张宏家

主　编　李德令　郭树彬

副主编　梅　雪　郑　军　陆春雨　何新华

编　委（按姓氏笔画排序）

马　帅　　王　烁　　王苗苗　　朱康宁　　安　乐

祁　璇　　孙宝彬　　苏路路　　杨　军　　杨　悦

杨舒玲　　张　放　　张如云　　张劲松　　赵永祯

秦　越　　袁　伟　　高珍珍　　董红锰　　腾　飞

蔡继飞

人民卫生出版社

图书在版编目（CIP）数据

复工复课后新型冠状病毒肺炎自我防护读本 / 李德令，郭树彬主编 . —北京：人民卫生出版社，2020.3
ISBN 978-7-117-29832-2

Ⅰ.①复… Ⅱ.①李… ②郭… Ⅲ.①日冕形病毒 – 病毒病 – 肺炎 – 预防（卫生）– 基本知识 Ⅳ.①R563.101

中国版本图书馆 CIP 数据核字（2020）第 033264 号

| 人卫智网 | www.ipmph.com | 医学教育、学术、考试、健康，购书智慧智能综合服务平台 |
| 人卫官网 | www.pmph.com | 人卫官方资讯发布平台 |

复工复课后新型冠状病毒肺炎自我防护读本

主　　编：李德令　郭树彬
出版发行：人民卫生出版社（中继线 010-59780011）
地　　址：北京市朝阳区潘家园南里 19 号
邮　　编：100021
E - mail：pmph @ pmph.com
购书热线：010-59787592　010-59787584　010-65264830
印　　刷：人卫印务（北京）有限公司
经　　销：新华书店
开　　本：889×1194　1/32　印张：4
字　　数：70 千字
版　　次：2020 年 3 月第 1 版　2020 年 3 月第 1 版第 1 次印刷
标准书号：ISBN 978-7-117-29832-2
定　　价：25.00 元
打击盗版举报电话：010-59787491　E-mail：WQ @ pmph.com
质量问题联系电话：010-59787234　E-mail：zhiliang @ pmph.com

序

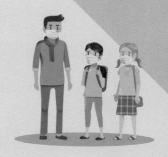

2019 年末以来，中国遭遇新型冠状病毒肺炎（简称新冠肺炎）疫情的严峻挑战。全国多省市启动"重大突发公共卫生事件Ⅰ级响应"，采取防控措施，使疫情扩散态势得到迅速、有效的控制。

防控疫情与发展生产，不是"二选一"的选择题，而是必须兼顾的必答题。疫情防控关乎人民群众的生命健康，经济发展关系国计民生。既要用雷霆万钧的措施切断疫情传播途径，又要用精准周到的举措维持社会正常运行。只有"两手抓、两手硬、两不误"，才能在守护人民群众生命安全与身体健康的同时，降低疫情对经济的影响。能否顺利经受这次挑战，直接关系中国经济社会大局稳定，也事关中国的对外开放以及能否顺利实现"两个一百年"奋斗目标。

随着各行业复工、复产、复课有序展开，疫情防控面临着外防输入、内防扩散的双重压力，必然迎来更大的考验。毋庸置疑,对返程人员以及密集人口进行动态精准管理,既体现着城市综合治理能力和水平,也决定着疫情防控战的成败。在这种背景下,如何在复工、复课阶段做好疫情防控工作,让科学的防护知识普及每一个人,显得尤为重要。

首都医科大学附属北京朝阳医院的医务人员在临床救治新型冠状病毒肺炎患者的同时,牺牲了大量业余时间,利用自己的专业知识和对新型冠状病毒的了解,编写了这本《复工复课后新型冠状病毒肺炎自我防护读本》。

本书用通俗易懂的语言,图文并茂的形式,深入浅出地向读者讲解了新型冠状病毒肺炎的传播方式、主要症状等知识,将日常生活和工作中的疫情防控要点娓娓道来,解读了复工复课后,疫情自我防护的细节,让人一看就懂,一学就会,一用就灵。相信,在这本书的指导下,更多民众能用科学武装头脑,用科学指导行动。每个人都心往一处想,智往一处谋,劲往一处使;每个人都成为自己健康的第一责任人;每个人都当好公众健康的第一守门人。全社会联防联控、群防群治,不断筑牢筑实疫情防线。

多难兴邦,众志成城。在科学防控知识的指导下,全国人民坚定信心、上下同欲、同舟共济、科学防治、精准施策,群策群力,共克时艰,一定能够打赢这场疫情防控的战争。

2020 年 2 月

前　言

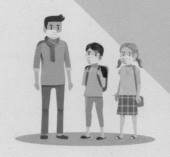

　　2019 年末新型冠状病毒感染引发了肺炎疫情。在习近平总书记的统筹指挥下,在全国人民乃至全球人民的积极努力下,新型冠状病毒肺炎疫情得到缓解。眼下,我们将要迎来复工、复课高峰,这将带来大范围的人群流动,从而增加控制疫情的难度。因此,做好复工、复课阶段的疫情防控工作将尤为重要。

　　新型冠状病毒肺炎已被纳入《中华人民共和国传染病防治法》规定的乙类传染病,并采取甲类传染病的预防、控制措施,同时纳入《中华人民共和国国境卫生检疫法》规定的检疫传染病管理。

　　为防止由复工、复课带来的人群流动造成新型冠状病毒肺炎疫情传播扩散,为保障人民群众健康,维持正常的生产、生活和学习秩序,我们编写了本书,希望能够帮助大家正确掌握自我防护的方法,避免过度恐慌,可以用良好的心态和完备的防护措施迎接未来的工作和生活。

书中首先介绍了新型冠状病毒肺炎，便于大家对目前的疫情有较为明确的认识，理性对待；然后以较大篇幅介绍了不同公共区域和不同人群的疫情防护要点，并且较为详细地叙述了在新型冠状病毒肺炎流行期间个人应注意的良好卫生习惯，便于大家有针对性地进行防护；心理调适部分的内容，是希望能够帮助大家正确面对这场没有硝烟的战争，不过度恐慌，积极努力应对；最后，列出了疫情期间就医指南，供大家参考。希望本书能够对大家有所帮助。

由于编者水平有限，加之编写时间短促，书中一定会有未尽完善之处，祈读者指正。

李德令　郭树彬

2020 年 2 月

目 录

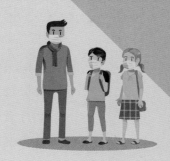

第一部分
认识新型冠状病毒肺炎

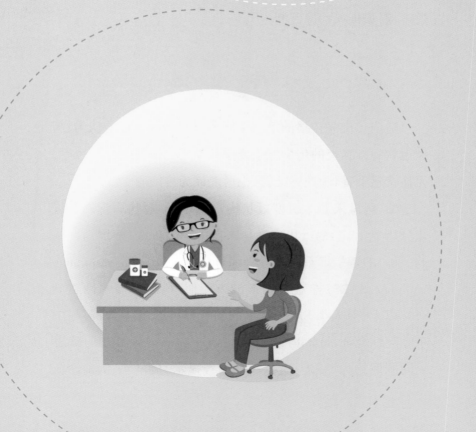

新型冠状病毒肺炎(简称新冠肺炎)的病原体为新型冠状病毒。世界卫生组织(World Health Organization, WHO)将其命名为"COVID-19"(corona virus disease 2019)。自2019年12月至2020年2月底,我国累计报告新型冠状病毒肺炎确诊病例近8万例,累计死亡病例超过2 000例。其中,湖北省,特别是以武汉市为代表的疾病流行重点区域,是疫情防控的重中之重。此外,据WHO报道,全球累计确诊病例超过8万例,除中国外,尚有超过50个国家和地区报告确诊病例数千例,累计死亡过百例。

一、传　染　源

造成传染病传播的第一个环节是传染源。目前认为,新型冠状病毒肺炎的传染源主要是新型冠状病毒感染的患者,无症状感染者(隐性感染者)也可能成为传染源。

1. **病毒来源**　新型冠状病毒属于β冠状病毒属。进化分析显示,新型冠状病毒与来自中华菊头蝠(中国马蹄蝠的一种)的蝙蝠严重急性呼吸综合征(severe acute respiratory syndrome, SARS)样冠状病毒最为相似,核苷酸同源性达到85%以上,与人类SARS病毒的核苷酸同源性为78%,与中东呼吸综合征(Middle East respiratory syndrome, MERS)病毒的同源性约为50%。流行病学调查显示,最早41例确诊新型冠状病毒肺炎病例中,有 27 例曾接触过武汉市华南海鲜市场。因此,目前初步认为本次新型冠状病毒肺炎疫情的发生与该市场有关,可能是在野生动物买卖、经营、运输、屠宰、交易等过程中,病毒由动物宿主传到人,进而出现人际传播。

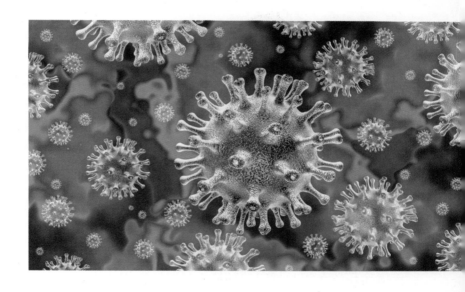

2. **病毒变异情况** 到 2020 年 2 月,病毒样本之间的全长基因组序列几乎完全相同,提示病毒未发生明显的变异。不过,基于人类对冠状病毒的认知,该病毒有可能发生突变与重组,在突变过程中毒性可能增强或减弱。

3. **动物宿主** 目前认为,来自蝙蝠的病毒需要进入某种半野生状态的哺乳动物(即动物宿主)体内继续进化,经过一定的突变和重组后传播到人类。最新研究表明,从穿山甲

体内分离的 β 冠状病毒与目前感染人的毒株序列相似度高达 99%。这可能对新型冠状病毒的源头防控具有重要意义。

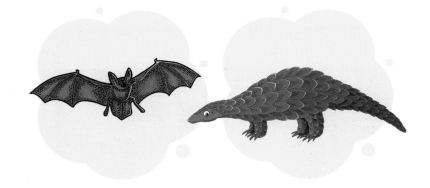

二、传 播 途 径

　　传染病传播的第二个环节是传播途径。目前认为,经呼吸道飞沫传播和密切接触传播是新型冠状病毒肺炎主要的传播途径。在相对封闭的环境中长时间暴露于高浓度气溶胶情况下,存在经气溶胶传播的可能。

　　1. 呼吸道飞沫传播　呼吸道飞沫传播是新型冠状病毒传播的主要方式。病毒通过患者咳嗽、打喷嚏、谈话时产生的飞沫传播,易感者吸入后导致感染。

　　2. 气溶胶传播　气溶胶传播是指飞沫在空气中悬浮的过程中失去水分,而剩下的蛋白质和病原体形成飞沫核,可以通过气溶胶的形式飘浮至远处,造成远距离传播。人在相

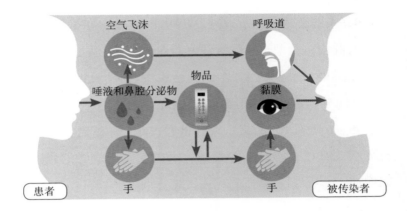

对封闭的环境中长时间暴露于高浓度气溶胶的情况下,存在经气溶胶传播的可能。

3. 其他　新型冠状病毒也可通过与感染者间接接触而传播。间接接触传播是指含有病毒的飞沫沉积在物品表面,人的手接触这些物品被污染后,再接触口腔、鼻腔、眼睛等处的黏膜,导致感染。广州、山东等地在检测确诊患者的居住环境时,在门把手、手机等物品表面检测到了新型冠状病毒。此外,由于在粪便及尿中可分离到新型冠状病毒,应注意粪便及尿对环境污染造成气溶胶或接触传播。

三、易感人群

传染病传播的第三个环节是易感人群。作为新发传染病,人群对新型冠状病毒肺炎没有免疫力,普遍易感。

1. **人群普遍易感**　从全国患者的年龄分布来看,各年龄段人群均对新型冠状病毒没有抵抗性,只要满足传播条件均可以感染。对全国 4 021 例确诊患者(诊断日期截至 1 月 26 日)的分析表明,各年龄段人群普遍易感,其中 30~65 岁患者占 71.45%,10 岁以下儿童患者占 0.35%。老年人和患有哮喘、糖尿病、心脏病等基础疾病的人感染病毒的风险可能增加。

2. **高危人群**　密切接触新型冠状病毒肺炎患者、无症状感染者的人属于新型冠状病毒感染的高危人群。医护人员在治疗、护理患者,以及患者家属在陪护、探望患者时,同患者近距离接触次数多,感染风险较高。据国家卫生健康委介绍,截至 2 月底,全国共报告超过 3 000 名医务人员感染新型冠状病毒。

四、临床特点

目前的流行病学调查结果显示,新型冠状病毒肺炎的潜伏期为 1~14 天,多为 3~7 天。该病可分为轻型、普通型、重型和危重型,多数患者表现为轻型和普通型。患者以发热、干咳、乏力为主要表现。少数患者伴有鼻塞、流涕、咽痛、肌痛和腹泻等症状。重症患者多在发病 1 周后出现呼吸困难和 / 或低氧血症,严重者可快速进展为急性呼吸窘迫综合征、脓毒症休克、难以纠正的代谢性酸中毒和出凝血障碍及多器官功能衰竭等。值得注意的是,重型、危重型患者病程中可表现为中低热,甚至无明显发热。轻型患者仅表现为低热、轻微乏力等,无肺炎表现。患有新型冠状病毒肺炎的孕产妇临床过程与同龄患者相近,儿童病例症状相对较轻。

对 1 099 例确诊患者(诊断日期截至 1 月 29 日)的分析发现,最常见的症状为发热(87.9%)和咳嗽(67.7%),腹泻(3.7%)和呕吐(5.0%)少见;25.2% 患者至少合并一种基础疾病(如高血压、慢性阻塞性肺疾病);82.1% 患者出现淋巴细胞减少;50% 患者入院时胸部电子计算机断层扫描(computed tomography,CT)表现为毛玻璃样阴影;5% 患者需要在重症监护室(intensive care unit,ICU)接受治疗。对 1 月 1—28 日 138 例住院患者的回顾性研究发现,在 ICU 接受治疗的患者年龄较大,多合并基础疾病,更容易出现呼吸困难;存活出院患者中位住院时间为 10 天。

五、治疗措施与预后

新型冠状病毒肺炎患者应根据病情确定治疗场所。疑似及确诊病例应在具备有效隔离条件和防护条件的定点医院隔离治疗。疑似病例应单人单间隔离,确诊病例可多人收治在同一病室。危重型病例应当尽早收入 ICU 治疗。

一般治疗包括卧床休息,密切监测生命体征、血氧饱和度等,加强支持治疗,保证充分热量摄入,注意水电解质平衡,维持内环境稳定,根据病情监测血常规、尿常规、生化指标以及胸部影像学等的变化,及时给予有效的氧疗措施(包括鼻导管、面罩给氧和经鼻高流量氧疗)。治疗药物包括抗病毒药物(如 α- 干扰素、洛匹那韦 / 利托那韦、利巴韦林、磷酸氯喹、阿比朵尔)及中药(如清肺排毒汤等)。应避免盲目或不恰当使用抗菌药物。具体治疗方案应该由医生结合患者的具体情况确定。

对 1 099 例新型冠状病毒肺炎患者的回顾性分析发现,在治疗方面,分别有 38.0%、6.1%、57.5% 和 35.8% 的患者接受吸氧、机械通气、静脉用抗生素和奥司他韦治疗,只有重型患者接受机械通气治疗;18.6% 的患者应用糖皮质激素治疗,重型患者中糖皮质激素应用率明显高于非重型患者;5 例重型患者接受体外膜肺氧合治疗;需要接受重症监护室治疗、有创通气治疗的患者分别占 5.00% 和 2.18%;6.1% 的患者预后较差,即需要接受重症监护室治疗、进行有创通气治疗或死亡。目前已开展了多项临床试验进行药物筛选。

从目前收治病例情况来看,多数患者预后良好,少数患者病情危重,老年人和患有慢性基础疾病者预后较差。

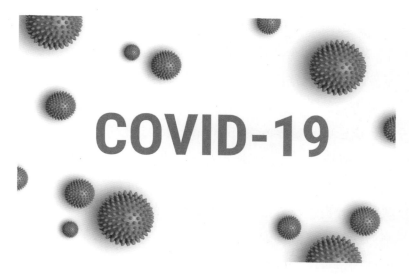

六、防 控 措 施

我国已将新型冠状病毒肺炎纳入《中华人民共和国传染病防治法》规定的乙类传染病,并采取甲类传染病的预防、控制措施。新型冠状病毒肺炎的防控围绕传染源、传播途径和易感人群三个环节,采取以管理传染源、切断传播途径和保护易感人群为主要内容的综合防控措施。

管理传染源的措施主要包括对疫情严重地区(武汉及周边地区)进行封城措施,全国其他地区派出地方和军队医务人员支援。截至 2020 年 2 月,全国各地共派出近 300 支医疗队,超过 3 万名医疗队队员驰援湖北。

对确诊患者和疑似患者应收尽收,应治尽治,提高收治率;对小区进行全面排查,做到早发现、早隔离、早治疗措施。早发现,即社区居委会或村委会等基层机构应及时对辖区内居民进行筛查、排查,特别是对于发热的居民应根据《新型冠状病毒肺炎诊疗方案(试行第七版)》进行排查,对于有必要的患者应及时送往当地定点医院进行检测排查,并由社区或基层干部负责护送。早隔离,即各发热门诊根据《新型冠状病毒肺炎诊疗方案(试行第七版)》的诊断标准,及时确定疑似病例。疑似及确诊病例应在具备有效隔离条件和防护条件的定点医院隔离治疗;疑似病例应单人单间隔离治疗;确诊病例可收治在同一病室;危重症病例应尽早收入 ICU 治疗。早治疗,即对于轻症患者,可集中收治,采取对症治疗,必要时可使用抗菌药物和抗病毒药物;对于重症和危重症患者,需要收入 ICU,在对症治疗的基础上积极防治并发症,治疗基础疾病,预防感染,及时进行器官功能支持治疗。

武汉市新建"火神山""雷神山"两所医院集中收治危重患者,开放多个方舱医院收治轻症患者。全国多地兴建"小汤山"模式医院,作为定点医院和发热门诊,对感染新型冠状病毒肺炎患者进行集中收治。

切断传播途径方面的主要措施包括公共场所消毒、人群体温监测、延缓学校开学、取消各种聚会和集会等聚集性活动、公共交通工具消毒、要求返程人员进行居家隔离等。调查显示,常见的聚集性场所有家庭、医疗机构、学校、商场、餐馆、工厂、办公室等,多数聚集性疫情以家庭为单位。

　　保护易感人群方面主要是采取联防联控机制,加大政策协调和物资调配力度,保障疫区人民基本生活需求,保障一线医务人员防护设备供应;对出现心理应激者进行心理支持和干预;为减少非急症人员在医院内聚集,开通线上咨询服务等。

第二部分
复工途中疫情防控措施

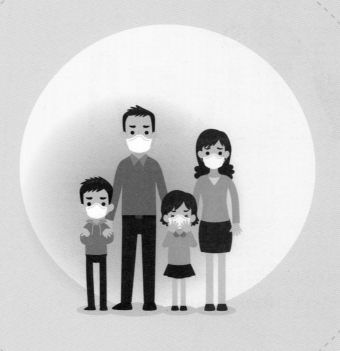

　　在目前已采取的所有举措中,控制传染源、切断传播途径和保护易感人群是最为重要和有效的环节。其中,利用一切办法控制大规模人员流动无疑是最重要的举措。下面,我们就来谈一谈大规模人员流动与传染病的防控间的关系,以及在疫情未完全解除前,发生大规模人员流动之前、之中、之后所需要特别注意的事项。

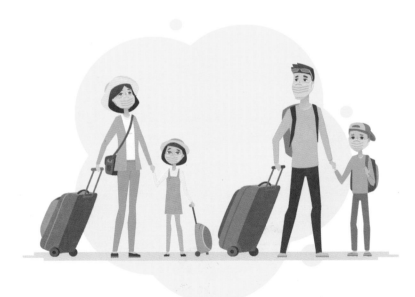

　　随着经济的发展,人口流动已经成为社会生活中的重要现象。在我国,人口流动通常是指因工作、学习、旅游、探亲等原因短期离开原居住地外出活动,而不变更户籍(不改变定居地)的人口移动现象。这种人口流动并非简单的身体位移,它往往意味着地理、文化环境、个体的社会地位以及生活方式的变化,势必会对相关人群健康状况产生影响。从流行病学角度看,一方面,流动人口可扮演病原携带者角色,将各种病菌、病毒或者寄生虫传播到原本不存在这些病原体的地方;另一方面,流动人口将暴露于流入地特有的病原体,受到健康威胁;第三,流动人口到达目的地之后,对当地地理环境、风俗习惯、生活方式、饮食习惯等各方面不适应,可能会导致免疫力下降,更容易感染常见传染病。需要注意的是,比较频繁或大规模的人员流动,对呼吸道传染病传播的影响尤其明显。2003 年的 SARS 全球肆虐,2009 年 H1N1 流感在世界范围内快速广泛传播,在很大程度上都可归因于日益频繁的人口跨国界、跨地区流动。因此,当确定此次疫情元凶——新型冠状病毒的主要传播途径为呼吸道飞沫传播和接触传播后,全国上下立即行动起来,通过各种方式和手段进行防控,其中最重要的措施就是减少人员流动,以达到有效控制疫情传播与蔓延的目的。然而需要注意的是,根据既往的防控经验,单纯限制人口和货物的流动并不是最有效的方法,尤其不能作为唯一的方法,因为传统的隔离政策会影响国家之间、地区之间货物和人员的正常流动,从而引发新的矛盾。因此,采取综合性防控措施,"外堵输入,内防扩散",有效切断传播途径的同时保护易感人群,才能更加有效地减少后续各防控环节中的人力、物力消耗,提高防控效果。

经过一系列预防控制和医疗救治措施的实行,我国新型冠状病毒疫情得到有效控制,但目前仍处在防控的关键阶段。随着春节假期的结束,全国各地企业将陆续复工,近日国务院应对新型冠状病毒感染肺炎疫情联防联控机制也发布通知,要求企事业单位稳步有序安排复工、复产。这些都意味着,我们即将面对大规模的人口流动,特别是以北京、上海、广州、深圳为代表的超大或大型城市,更将面临由于人口流动所带来的疫情防控压力。

一、出行前的防护准备

1. 相关人员的登记与排查　所有拟从外地返回或去往外地人员,均须主动向所在单位、学校、社区及其他机构如实告知自己的行程、健康状况、有无疑似(确诊)患者接触史,并服从相关防控安排;如果已在自己住所完成接受隔离或医学观察 14 天,无外出史或接触史,可准备相关证明材料提供给单位或在当地住处所在社区;各单位、学校、社区等机构做好人员流动记录,并对出行人员进行初步筛查,对可疑患者及时送往当地定点医院进行排查,并做好隔离,对确诊患者早期进行治疗干预。

2. 交通方式的选择　个人返程尽量选择自驾车出行。需要选择公共交通工具者,一定妥善保存火车票、飞机票等

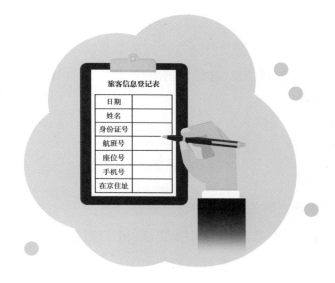

票据,以配合可能的相关密切接触者调查,并且向单位或社区相关机构如实告知登记行程信息。

3. 个人出行前准备 个人出行前应根据路途远近、时长等提前做好必要准备:①准备好足量医用防护口罩或一次性医用口罩。建议 2~4 小时更换一次口罩,如口罩变湿或沾到分泌物要立即更换;摘口罩时不要触摸面部暴露部分;用过的口罩应按照国家卫生健康委疾控局发布的《预防新型冠状病毒感染的肺炎口罩使用指南》要求进行处理。②准备好手消毒液、洗手液或肥皂,要掌握正确的洗手方法,注意手卫生。③出行前每天至少测量 2 次体温,如果出现可疑症状(如发热、咳嗽、咽痛、胸闷、呼吸困难、乏力、恶心呕吐、腹泻、结膜炎、肌肉酸痛等),应立即停止出行安排,根据病情居家隔离或就医。④根据政府公布的相关信息以及运输部门所提供的车辆、航班信息,选择错峰出行,避免所乘坐的交通工具出现拥挤情况。

二、行程中的防护措施

1. 独自开车者,途中可不佩戴口罩,但若有他人搭乘,应全程正确佩戴口罩,途中少交谈,相互保持适当距离,不进行肢体接触,车内不要开启空调内循环,适度开窗通风,连续开车不超过 2 小时。在他人搭乘后,应及时开窗通风。若搭乘人员有发热、干咳等可疑症状,待其下车后,应尽快使用有效的含氯消毒剂或 75% 医用乙醇(酒精),对其可能接触的物品表面进行消毒,如车门把手、方向盘、车窗及按钮、挡风玻璃、座椅等。

2. 乘坐公共交通工具者,从进入车站 / 机场起,应全程正确佩戴口罩;主动配合工作人员做好体温检测,尽量缩短候车 / 机时间;途中尽量避免用手触摸车上物品,注意更换口罩和洗手;到达目的地后尽快离开车站 / 机场;一定要妥善保存火车票、飞机票等票据,以配合可能的相关密切接触者调查。

3. 随身携带纸巾 / 手帕,并尽量避免用手接触口、鼻、眼等部位。咳嗽、打喷嚏时尽量避开他人，用双手捧住纸巾／手帕捂住口鼻；若临时找不到纸巾／手帕，情急之下可用手肘或衣襟捂住口鼻。返程路上下车休息时，尤其是就餐时，尽可能与他人保持 1 米以上距离；进食前务必清洗双手，并尽量避免手直接接触食物。

4. 旅途中应留意周围旅客健康状况，避免与有发热、干咳等可疑症状人员近距离接触；若发现身边出现可疑症状人员，应及时报告乘务人员，并在返回后主动到所在工作单位、社区（村）指定地点登记备案，如实填写近期活动行程、身体状况和接触史，积极配合疫情防控排查工作；争取在旅途中做好人员排查工作，对新型冠状病毒肺炎患者做到早发现、早隔离、早治疗。

三、行程结束后的防护措施

1. 在返程或上班期间出现发热、乏力、干咳等症状，并不一定就是感染了新型冠状病毒，但是要向所在单位报告，并正确佩戴口罩，到正规医疗机构就诊，向医生详细告知个人症状和近期活动情况。如果在发病前 14 天内有湖北疫情高发地区旅居史，或发病前 14 天内接触过来自疫情高发地区的发热伴呼吸道症状的患者，或出现小范围的聚集发病，应首先向单位和社区报告，并正确佩戴口罩，及时到当地指定医疗机构就诊、排查。就医时，要详细告知医生患病情况和就医过程，尤其要告知近期去过的地方、接触过的人，配合卫生部门开展调查。

2. 地区政府要根据人群分类特点有针对性地加强防控措施，对大规模人口流动后疫情可能的变化提前做好应对预案，加强对相关流动人口采取针对性管理和服务；积极完善医疗保障政策，实施分级管理，保证高效完成疑似患者的收治和隔离；建立健全流动人口信息管理体系，建立流动人口管理各部门间、流出地与流入地之间的信息交流平台，完善流动人口信息登记和收录机制，对流动人口实施全程记录，动态管理，使各管理部门能够得到最新的信息；积极鼓励全社会共同参与，鼓励社会公益性组织和新闻媒体参加公共卫生工作，引导流动人口主动参与公共卫生管理；不断加强相关法律法规的宣传力度，使全民清楚了解违反传染病防治相关法律或拒绝接受检疫、强制隔离或治疗，过失造成传染病传播，情节严重，危害公共安全者所需要承担的法律责任。

3. 各单位、学校、社区等机构对进出人员做好复工、复学的排查工作，争取对所有流动人员做好筛查，对可疑患者做到早发现、早隔离、早治疗。

防控疫情是一场不能懈怠的赛跑，稍有麻痹，后果不堪设想。我们唯有坚定信心，毫不松懈，采取综合性、科学、有针对性的措施,才能最终取得疫情防控的胜利。

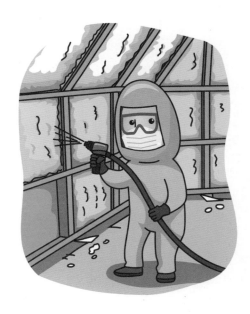

第三部分
公共区域疫情防控措施

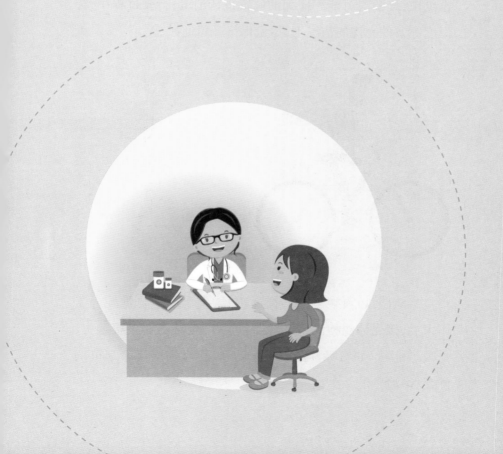

一、乘坐交通工具的防护措施

为控制疫情扩散,我们应积极加强上下班途中的个人防护,为此,建议大家做好以下几点:

1. 建议步行、骑行或自驾车上下班。步行上下班时,注意与行人保持距离。驾车前应进行开车门通风;随身携带消毒纸巾,提前对可能触碰到的位置进行消毒;行驶过程中,在温度等条件允许的情况下,尽量保持开窗通风。

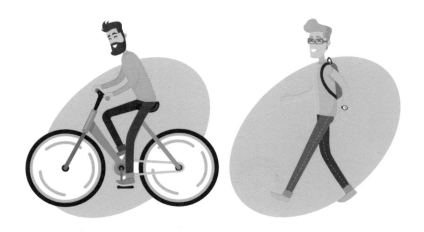

2. 如果必须乘坐公共交通工具,乘车前应自觉配合工作人员,接受体温检测,若体温超过37.3℃或有相关接触史、呼吸道症状(如咳嗽、呼吸不畅等),应及时到指定医疗机构排查、诊治。

3. 搭乘公共交通工具过程中，务必全程正确佩戴口罩，可选择一次性医用口罩。摘口罩前后做好手卫生。使用过的口罩，若未接触过疑似或确诊患者且完好、无异味或脏污，可放置于通风干燥处，备下次使用；若被分泌物弄湿或弄脏，防护性能降低，建议立即更换。废弃口罩应放入指定垃圾桶内。

4. 随时保持手卫生是防控疫情最重要、最有效的措施之一。外出途中尽量避免接触公共场所的公用物品和部位。必要时，可使用免洗手消毒剂清洁双手（前提是双手没有可见污物）。在不确定手是否彻底清洁时，尽量避免用手接触口、鼻、眼。

5. 咳嗽或打喷嚏时，用纸巾、袖或屈肘将口、鼻完全遮住；咳嗽或打喷嚏后将用过的纸巾立刻扔进封闭式垃圾箱内，并立即用肥皂和流动水洗手，或使用免洗手消毒剂清洁双手。不随地吐痰。

6. 乘客间保持 1 米以上距离。在乘坐安全的情况下尽可能站立乘车，或隔位、分散而坐。留意周围乘客健康状况，避免与有可疑症状人员近距离接触。

7. 通风换气是预防呼吸道传染病简单且有效的措施，应保持公共交通工具良好的通风状态。确认公共交通工具的机械通风系统正常运行，并做好定期清洁、维护。乘坐无机械通风系统的交通工具时，应尽可能开窗，进行自然通风，通风时注意保暖。

8. 保持公共交通工具上的环境整洁卫生，并采取预防性消毒措施。运行结束后，对内部物体表面，特别是高频接触的物体表面（如扶手、座椅等）采用含有效氯250~500mg/L的消毒剂进行喷洒或擦拭，也可采用有效的消毒湿巾进行擦拭；座椅套等纺织物应保持清洁，并定期洗涤、消毒处理。当公共交通工具上出现人员呕吐时，应立即采用消毒剂（如含有效氯 5 000~10 000mg/L 的含氯消毒剂）或消毒干巾对呕吐物进行覆盖消毒，清除呕吐物后，再使用新洁尔灭等消毒剂对被污染表面及其周围直径 2 米范围进行消毒处理。

9. 乘车途中出现疑似或确诊病例时，密切接触人员及其他相关人员应在专业人员指导下，立即进入应急区域进行隔离，并积极配合专业人员的进一步指导安排；对相关暴露区域进行及时、有效的消毒。

二、乘坐电梯的防护措施

电梯空间密闭，乘坐时人员集中，所以防护措施不可或缺。每个人都应提高疫情防护意识，积极参与科学防治，切实加强自我防范，配合开展针对性防护。下面就防疫期间有关电梯相关防控措施提出一些建议：

1. 等候及乘坐电梯期间，要全程正确佩戴口罩；与电梯厅、轿门保持尽可能远的距离,可站在电梯厅、轿门的两侧,不要直接面对面接触从电梯轿厢中走出的其他乘客。

2. 安全有序乘坐电梯,先出后进,避免人员拥挤,人与人之间要保持距离,尽量不要多人同时乘坐电梯。

3. 乘坐电梯时,不要倚靠轿壁,尽可能少接触电梯轿厢内按钮、扶手,可使用卫生纸或牙签接触电梯按钮,不要在轿厢内滞留。

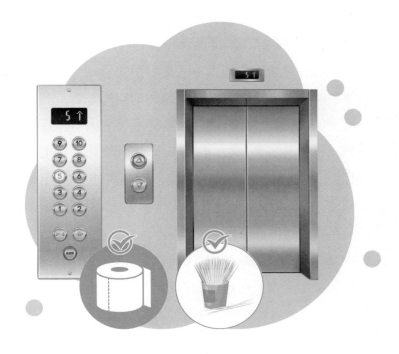

4. 有发热或呼吸道症状者最好不要乘坐电梯,应及时到医院就诊,告知医护人员症状特点及近期生活经历、接触

人员等信息,最大限度地减少疫情传播。

5. 尽量减少乘坐电梯的频率。低楼层的人员建议步行上下楼,既能保证乘梯的宽松环境、降低感染概率,又能锻炼身体。

6. 电梯中粘贴防疫宣传内容,提高乘客防疫意识,以冷静、平和的心态正确应对疫情。

7. 做好电梯内外消毒、清洁、通风工作。电梯管理单位应定期对电梯轿厢进行消毒(每 2~4 小时对电梯进行一次常规消毒工作)。消毒范围应包括按键、扶手、轿厢壁等人员经常接触之处。此项工作应由专人做好防护后逐梯进行。电梯的轿厢风扇必须打开,以保证电梯内的空气流通。

8. 加强日常巡查,通过远程监测系统实施电梯在线监测、检查、维护等工作,确保电梯安全、正常使用。在电梯维保过程中,尽量与电梯厅、轿门保持一定距离,可站在电梯厅门的两侧,不要接触从电梯轿厢中走出的乘客,电梯维保操作尽量在机房和轿顶进行。一线维保人员接触人员较多,应注意自查,如发生乏力、咳嗽、发热症状应立即采取措施;维保工作完成后必须及时洗手,注意个人卫生,工作服应尽可能放在室外或通风较好的地方。

9. 在医院、集中隔离场所等疫情防控重点场所,开辟医护人员及患者专用电梯通道,最大限度减少医护人员、患者与家属相互接触,避免交叉感染。

10. 保证电梯 24 小时运行, 做好应急救援。应急救援电话应 24 小时保持畅通。应急人员接到紧急电话, 应立即赶到求助地点。

三、办公场所防护措施

在办公室、会议室等办公场所、公共区域做好相关防护工作, 对于疫情防控亦十分重要。

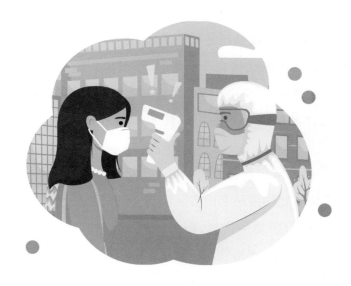

1. 做好个人身体状况检测。每个人都应自觉坚持每天进行体温和健康监测, 保证睡眠, 适量运动; 如有发热、咳嗽、呼吸不畅等症状, 立即报告, 并回家观察, 必要时到医院就诊

(注意随身携带体温计、医保卡、身份证);关注疫情信息,若出现接触过确诊病例或疑似人员情况,立即报告。来自疫情高发地区或有过疫情高发地区人员接触史者应按要求接受 14 天的监督性医学观察。

2. 进入办公楼前主动接受体温检查。体温正常(不超过 37.3℃)者可入楼工作。体温超过 37.3℃者应及时就近到定点医院发热门诊就诊。若发现有新型冠状病毒感染的可疑症状者,工作人员应要求其离开,并监督就诊。

3. 进入办公室前先洗手,有条件者在进门时用消毒液消毒。洗手间要配备足够的洗手液,保证水龙头等供水设施正常工作。新型冠状病毒不耐酸、不耐碱,并且对有机溶剂和消毒剂敏感。75% 酒精可灭活病毒,所以使用达到一定浓度的含酒精消毒产品可以作为肥皂和流动水洗手的替代方案。

4. 办公室应保持环境清洁,对公用物品及公共接触物品或部位要定期清洗和消毒。同时,要保持办公场所内空气流通,加强开窗通风换气,每天通风 3 次,每次 20~30 分钟。要保证空调系统或排气扇运转正常,定期清洗空调滤网。中央空调系统风机盘管正常使用时,定期对送风口、回风口进行消毒;中央空调新风系统正常使用时,若出现疫情,不要停止风机运行,应在人员撤离后,封闭排风支管,运行一段时间后再关闭新风排风系统,同时进行消毒;使用带回风的全空气系统,应把回风完全封闭,保证系统全新风运行。另外,通风时要注意保暖。

5. 对于办公桌、座机电话、电脑、鼠标、键盘等物品,建议每天用 75% 医用酒精擦拭 2 次,如果使用频繁可增加至 4 次。

6. 多人办公时,每个人均应正确佩戴口罩,人与人之间保持 1 米以上距离。接待外来人员时,双方要正确佩戴口罩,严格控制会客时间,并对会客区的场地、设施等做好消毒。

7. 保持勤洗手、多饮水。离开工位进入公共区域和电梯时自觉正确佩戴口罩,减少接触公共场所的公共物品和部位,坚持从公共场所返回、传递文件前后、咳嗽或打喷嚏后、进食前、如厕后按照"七步洗手法"严格洗手。准备带盖的水杯或自备瓶装水,降低飞沫落入杯子的风险。

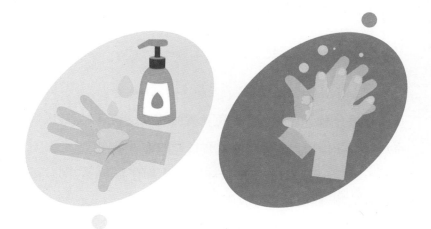

8. 防疫期间,摘口罩前后做好手卫生;废弃口罩应放入指定垃圾桶内,每天使用75%医用酒精或含氯消毒剂对垃圾桶进行两次消毒处理,并及时清理垃圾,确保环境卫生清洁。

9. 要加强会议管理,较少会议次数,特别是现场会议次数。提倡召开电话、视频会议,确需召开现场会议时,要减少人数、压缩时间。参会人员进入会议室前应洗手消毒,间隔1米以上并全程正确佩戴口罩。会议时间每超过1小时,要通风1次。会议结束后,对场地、设施等实施消毒,对茶具等可采取煮沸消毒。

四、餐厅食堂防护措施

疾病流行期间,不建议员工聚集就餐。就餐人员和餐厅工作人员应采取相应的防护措施,具体如下:

(一) 就餐人员

1. 建议员工错时就餐、轮流就餐,分餐进食,有条件的可自取后分散、单独就餐,避免就餐时相互交谈,以免造成病毒通过飞沫传播。就餐点需要有良好的通风条件。

2. 就餐人员进入食堂餐厅前要正确佩戴口罩,配合进行体温监测,体温异常者应避免进入餐厅用餐。

3. 就餐人员选餐时有序排队,建议间隔1.5米以上,不要拥挤,注意咳嗽礼仪。

4. 建议员工自备饭盒或使用一次性打包饭盒,自带餐或返回住处食用,注意避免食用生冷食物,可用微波炉加热。

5. 用餐前用肥皂或洗手液彻底洗手,用餐时正确摘掉口罩。

6. 建议饮食荤素搭配,果蔬兼备,少吃高盐、高脂食物,少吃肥肉、烟熏和腌制肉制品,不吃生鱼、生牛肉等,少吃沙拉、凉拌菜等生食品或其他半熟食品,注意补充水分。

7. 餐后注意再次洗手,正确佩戴口罩。

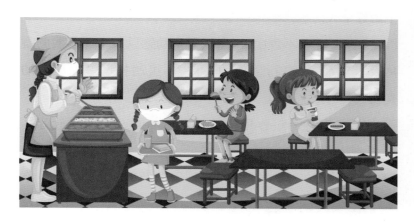

(二)餐厅工作人员

1. 餐厅所有工作人员都必须正确佩戴口罩,并实行健康监测,若出现发热、乏力、干咳及胸闷等症状,应及时隔离就医,不要带病上班。

2. 餐厅工作人员应注意手卫生,开始工作前、处理食物前,以及从事任何可能会污染双手的活动后(如厕后,处理生食物后,处理污染的设备或饮食用具后,咳嗽、打喷嚏或擤鼻子后,处理动物或废物后,触摸耳朵、鼻子、头发、口腔或身体其他部位后等),都要用肥皂或抗菌洗手液、流动水洗手,需要消毒时可用含酒精的速干手消毒剂进行手消毒。

3. 工作人员的工作服要整洁,厨师和服务员的工作服每天应清洗消毒。

4. 要到正规的菜市场、超市等采购食材,并在采购过程中做好个人防护。

5. 不购买、不售卖、不烹饪野生动物以及来源不明的畜禽及其制品,不自行宰杀活畜禽,不可制售已过保质期的食物。

6. 加工食品过程中应使用两套刀具、砧板、盛放容器等,生熟分开,避免交叉污染。

7. 做好的食物尽快食用,若不能及时食用,熟食在室温下存放时间不宜超过 2 小时,并保持其中心温度维持在 70℃。

(三) 餐厅的洗消

1. 空调环境保持新风量。使用空调设备的餐厅应加大新风量和换气量或开启换气扇及空调新风装置,以增加空气流通。对空调过滤网应每周清洁消毒一次,可用有效氯浓度为 250~500mg/L 的消毒液浸泡 30 分钟后,用清水冲净,晾干后使用。

2. 如门把手、水龙头、座椅扶手、电梯开关、电梯扶手、台面等高频接触的公共部位,可每天使用有效氯浓度为 250~500mg/L 的消毒液或 75% 医用酒精擦拭重点部位 2 次。

3. 餐厅应每天用有效氯浓度为 500mg/L 的消毒液拖地 1 次。

4. 对于餐具、茶杯等用品首选物理消毒方法,即流通蒸汽 100℃持续蒸 10 分钟,煮沸持续 10 分钟,或使用臭氧餐具消毒柜、紫外线消毒箱、自动冲洗消毒洗碗机等消毒;也可采取化学消毒法,如用有效氯浓度为 250~500mg/L 的消毒液浸泡,使用前再彻底清洗干净。

五、超市购物防护措施

超长的春节假期过后,迎来了全面复工的时刻,街头人流明显增加。到超市购物为城市生活的重要组成部分,是不可避免的。超市里人员密集,空间相对密闭,选购商品及结账缴费时人员集中,是对疫情防控的很大挑战。

为了防止新型冠状病毒肺炎疫情的继续蔓延,大家在去

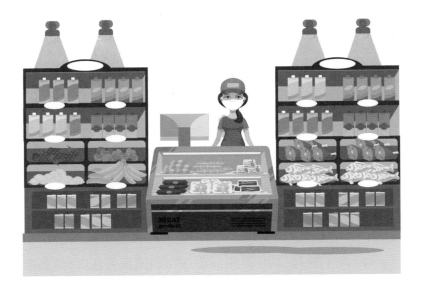

超市采购时,应该注意以下问题:

　　1. 进入超市时,应配合工作人员的管理,尤其是体温检测。每个人都要对自己的健康和他人的健康负责,积极配合检查是抗疫期间每个人应尽的义务。

　　2. 进入超市前必须正确佩戴口罩。超市的环境相对密闭,货架密集,人员集中,通风能力有限,非常容易造成相互感染,佩戴口罩是防止飞沫传播的最好措施。

　　3. 在选购商品时一般不用戴手套,但是超市的货品难免被许多顾客挑选接触,是接触传播的媒介,所以在超市购物后应尽快进行手部消毒或用流动的清水清洁双手,并且避免手部在清洁前触碰眼部等黏膜组织,防止接触传染。

4. 尽量减少使用推车,减少对货品的触碰;在大型超市,要选择乘坐扶梯,而不要选择直梯,以减少在电梯间感染的风险,在乘坐扶梯时尽量减少触碰扶手。

5. 尽量缩短选购商品的时间。在去购物前做一个规划,预先计划好需要购买的物品,不在货架前长时间停留,找到自己想要购买的货品就尽快离开,在选购商品时尽量与人保持 1 米以上的距离,避免聚集挑选货物,应尽量有序拿取物品。

6. 特别注意在排队结账时,不要人挨人,相邻两人间最好保持 1 米以上的距离。尽量减少和他人对话,减少人员间的交流。

7. 尽量不要让老年人和孩子等免疫能力相对较差的人去超市购物,减少他们被感染的风险。

8. 回到家后,应将外出穿过的衣服单独放置,有条件者可以对衣物进行消毒处理或清洗。进屋后应立即洗手、洗脸及漱口。要正确处理使用过的口罩,尽量避免接触口罩外表面,应向外翻折口罩后丢弃到单独的垃圾袋中。现在用手机无现金支付已经成为常用方法,在回家后,应使用 75% 医用酒精对手机擦拭消毒。对于带有外包装的物品,应该直接去掉包装袋,将包装袋集中收集并遗弃。

9. 每次购物尽量买足一段时间的生活必需品,减少到超市购物的频次。

六、窗口办事及工作防护措施

在服务性窗口办事的人或窗口内的工作人员都会近距离接触他人或他人的物品，因此也具有一定的风险。在办事或接待工作过程中应该注意以下事宜：

1. 尽量利用网络办理业务，如生活中的水电燃气费、手机话费及宽带费用可以通过手机、电脑、自助机等线上缴费方式，尽量不去窗口缴费。

2. 若有一定要到窗口才可以办理的事情，可提前打电话咨询应准备的材料，并预约好办理时间，避免因材料不齐或错过办公时间而多次前往，也避免在窗口前排队时间过长。

3. 在疫情期间，提供窗口接待服务的单位应考虑将一些业务延期进行或改为线上进行；有条件的单位可做好线上预约工作，控制业务大厅及窗口人流量，必要时延长窗口服务时间。

4. 去窗口办事，应尽可能选择距离近且人少的单位，尽量避免搭乘公共交通出行。例如，慢性病患者定期取药可考虑去社区医院或选择门诊量较少的医院，而非人员拥挤的三甲医院。

5. 窗口接待人员及去窗口办事的人均应全程正确佩戴

口罩(需要人脸识别的环节除外),一般情况下佩戴外科口罩即可。发热伴有咳嗽、咳痰等症状的患者或于发热门诊就诊时,可佩戴医用防护口罩。

6. 窗口接待人员及去窗口办事的人均应配合单位进行体温筛查。工作人员出现发热、咳嗽等症状时应避免从事窗口接待工作;办事人员出现发热、咳嗽等应立即就医,避免进入业务大厅。

7. 服务单位可设置 1.5~2 米等待线,注意控制排队人群数量及间距,可以通过电子排队系统叫号办理业务,避免人群在窗口排队。办事的人也应控制自己与业务员及其他排队人员的距离,业务办理完成后尽快离开大厅。

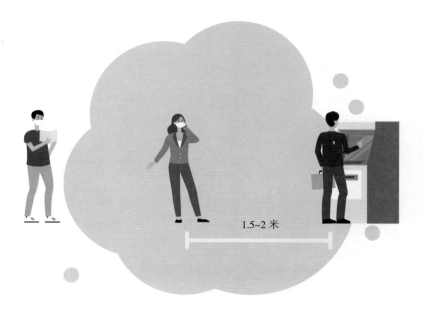

1.5~2 米

8. 服务单位应加强办公大厅空气流通及空气净化消毒、物品消毒工作,没有条件者应加强开窗通风。

9. 有条件的单位可将服务窗口改造,小窗口有助于减少飞沫传播的概率。

10. 应尽量减少业务人员与办事人员的肢体及物品接触。一些需提交的纸质材料可以改为电子版提交,柜台公共物品(如签字笔、麦克风)应当及时消毒,有条件的也可配备一次性手套或免洗手消毒液。业务人员及办事人员均应注意手卫生,减少碰触公共物品,如果不能及时进行手消毒,不要用手接触口、鼻、眼。

11. 业务人员可穿工作服工作,下班后更换衣物,并对工作服进行消毒,没有条件消毒清洗的应注意保持衣物干燥、清洁。

12. 回家后,将外出穿过的衣服单独放置,有条件的可以对衣物进行消毒。进屋后立即采用流动水认真洗手,并将使用过的口罩及时正确处理。使用过的手机可用 75% 医用酒精擦拭消毒。

ER3-1　疫情期间买不到口罩怎么办

第四部分
学校疫情防控措施

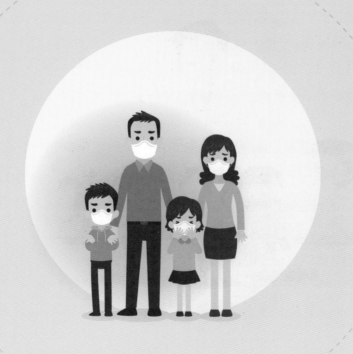

学校是人员聚集场所,新型冠状病毒肺炎极易在学校这种小范围内出现暴发流行,学校领导必须提高疫情防控意识。当前新型冠状病毒肺炎疫情处于防控的关键时期,全国多个省市启动了重大突发公共卫生事件Ⅰ级响应,疫情防控工作成为重中之重,学校领导要自上而下提高认识,要做到沉着冷静、科学应对,疫情就是命令,防控就是责任。在学校内,防控工作必须自上而下统一落实,从切断传染源、切断传播途径和保护易感人群等三方面开展具体工作,为师生建立一个安全的授课和学习环境。

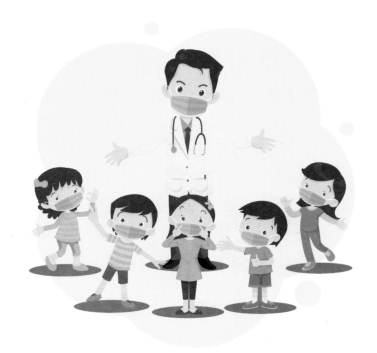

一、控制传染源

1. 学校要将传染源控制在校外。新型冠状病毒肺炎的潜伏期为 1~14 天，多为 3~7 天。根据疾病的潜伏期，学校应在师生返校前统计有过疫情高发区（如武汉等地区）居住史或旅行史的师生、接触来自疫情高发区或有病例报告社区的师生、接触聚集性发病人群的师生，通知上述人员居家隔离观察 14 天，并每天汇报体温以及有无咳嗽、乏力等症状，隔离期限到后再决定是否允许返校。师生在返校前尽量居家，减少聚会、聚餐，减少公共场所活动。师生返校途中，应正确佩戴口罩，尽量与他人保持距离，建议途中佩戴一次性手套，触碰到公共物品后不要再触摸口、鼻、眼等。返校时尽可能选择自驾车，如果选择公共交通工具出行，务必留好公共交通票据，以便配合可疑密切接触者调查。

2. 学校应建立师生信息登记表，每个班级设立专门人员负责登记班级内师生每天情况。表格内容应包括师生一般联系信息，有无外出，每天 2 次体温，有无咳嗽、发热、咽痛、鼻塞、流涕和腹泻等症状。所有师生返校后必须每天登记该表，每天汇报。非住校师生，须于学校大门口处测量体温，并注意是否有咳嗽、乏力等临床表现，如有可疑表现，及时上报隔离并就医筛查。

3. 尽量不让外来人员进入学校,若必须进校园,需排查外来人员情况,如有无可疑接触史、有无发热等症状,并于室温下测其体温(寒冷环境中测量可导致测量温度低于实际温度),进行实名信息登记。所有师生尽量减少外出,尤其是避免出入人群密集的公共场所;若有外出,应记录外出路线及场所。

二、切断传播途径

1. 目前,新型冠状病毒的传播途径主要为经呼吸道飞沫和密切接触传播。师生近距离接触的环境中,所有人需要正确佩戴口罩(可选用一次性医用口罩、医用外科口罩、颗粒物防护口罩、医用防护口罩)。对于疑似患者或发热患者,禁止佩戴带有呼吸阀门的口罩(此种口罩阀门开启时可将患者含有病毒的飞沫排出),并应尽量缩小活动范围。校园内安排图文及真人操作宣传教育,帮助师生正确分辨可用口罩,学习正确佩戴、摘脱口罩。如果条件允许,学校可储备适量口罩。

2. 养成良好的个人卫生习惯,勤洗手,不用脏手触摸口、眼、鼻,咳嗽或打喷嚏时用纸巾或弯曲手肘掩住口鼻,不随地吐痰。建议公共区域配备洗手液和手消毒剂。洗手时应使用流动水和肥皂(或洗手液)洗手,学习"七步洗手法",

每次洗手应揉搓20秒以上，确保手心、手掌、手指、指缝、指甲缝、手腕等处均被清洗干净，在流动水下彻底冲净双手后，擦干，取适量护手液护肤。不方便洗手时，可用含酒精成分的免洗洗手液进行手部清洁。

3. 师生可凭"一卡通"出入校园各楼宇，汇报活动轨迹，学校避免组织大型集体活动。建议各个区域（如教室、宿舍、餐厅、礼堂、办公室、图书馆、洗手间、活动中心等区域）每天至少通风两次，每次通风不少于30分钟。开窗通风时，室内人员注意保暖，避免感冒。当外界空气质量较差时，应减少通风次数及时间。

4. 学校安排人员定时用消毒剂进行地面及物品消毒。有效消毒剂可选用75%医用酒精、乙醚、含氯消毒剂、过氧乙酸和氯仿等脂溶剂。56℃30分钟也可有效灭活病毒。注意，氯己定不能有效灭活病毒。消毒剂为易燃物品，尤其75%医用酒精，使用不当会引起火灾。学校需安排专门人员管理上述消毒剂，并学习各种消毒剂的储存、使用方法及错误使用消毒剂后的抢救措施，坚决杜绝消毒剂的错误使用。

5. 进入教室的学生应固定座位就座，以便于对出现相关症状者排查接触史，适当增加座位间距；住校的师生不得随意进出他人寝室，减少人员在寝室间流动；原则上不在食堂集中用餐，建议错峰就餐，可以开展学校食堂网上订餐，可以将餐食带到宿舍或其他地方食用。不要点外卖餐食，以减少接触外界人员的机会。此外,外卖餐食质量不能保证,在制作和配送过程中还可能被污染。

6. 鼓励师生多通过网络平台进行课程学习,如网络直播、微信群、QQ 等方式,通过网络平台直播上课,下达学习任务,在线答疑和指导。老师要注意减少学生负担,减少课程压力,不增加额外课外作业,不给学生增加负担。对于因病误课的学生,可开展网络教学、补课;对于因病耽误考试的学生,应安排补考。

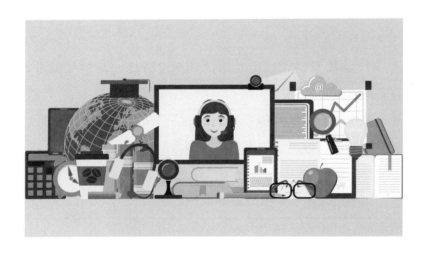

7. 防控疫情,人人有责。全体师生均应学习和宣传法律法规,了解违反传染病防治法或拒绝接受检疫、强制隔离或治疗,过失造成传染病传播,情节严重,危害公共安全者所需要承担的法律责任;增加师生疫情防控的责任心,

有可疑症状者应主动立刻向疫情管理人员报告，及时就医筛查，并做好自身隔离，谨防疫情扩散；同时鼓励师生相互监督，如果发现周围有可疑临床症状人员，主动向管理部门报告，配合医疗防疫人员做好密切接触者管理和消毒等工作。

三、增强免疫力

在做好传染源控制和传播途径切断工作的同时，应增强全体师生的免疫力。

1. 师生应注意增加营养摄入，饮食清淡，尽量少吃辛辣刺激性食物，食用肉类和蛋类时要煮熟、煮透，建议多吃新鲜蔬菜和水果，日常多喝水。不购买和食用野生动物。保持正常生活规律，保障睡眠，不熬夜，进行适当的体育锻炼（如散步、做操或慢跑），增强体质，改善免疫力。

2. 对师生进行心理疏导，缓解心理压力。听轻松愉快的音乐（如古典音乐、轻音乐），有助于调整心态；心理压力过大时，可用哭泣宣泄、利用网络进行自我干预等方式缓解，或向校园心理咨询中心求助；不要过分紧张，应加强自信，同时在日常防控工作中不要掉以轻心。不传谣，不信谣，对于造谣、传谣者应积极举报。

四、儿童托管所管理

上托管所的儿童年龄较小,缺乏自我管理能力,所以儿童自身的防控工作实施难度较大。例如,儿童可能无法有效佩戴口罩、洗手不规范、儿童间的接触机会较多等。所以托管所也应按照学校防控要求管理。儿童进入托管所后,脱离父母的监护,自身的防疫工作难以很好地落实,此时对老师的要求相对会比较高。老师须时时刻刻做到帮助、监督儿童的具体防控工作。

第五部分
不同人群疫情防控措施

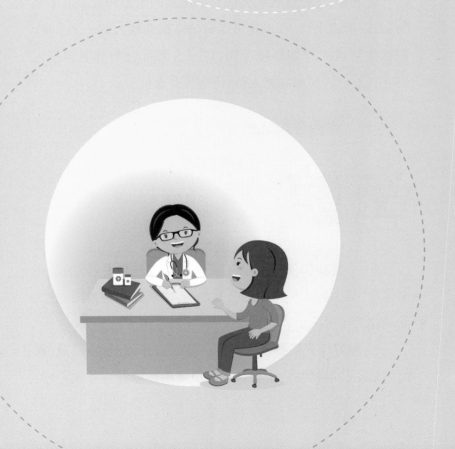

随着疫情逐步缓解,很多人要返回工作岗位。如何做好健康防护,不同人群需要注意哪些事项,是现在人们普遍关注的问题。不同年龄、不同健康状况的人在生活中的注意事项也会不同,在此向大家一一介绍。

一、青壮年、无慢性疾病者

青壮年、无慢性疾病人群是上班族的主力和社会的中坚力量,因为流动性大,也是可能被感染机会较大的一个人群。根据生活或工作的环境不同,这一人群可分为普通居家人员、出行人员、居家隔离人员、特定行业人员。

(一) 普通居家人员

ER5-1　疫情期间居家人员该如何防护

1. 尽量减少外出活动　减少走亲访友和聚餐,尽量在家休息,减少到人员密集的公共场所,尤其是相对封闭、空气流动差的场所活动。

2. 做好个人防护和手卫生　家庭置备体温计、口罩、家用消毒用品等物品。未接触过疑似或确诊患者且外观完好、无异味或脏污的口罩,使用后可放置于居室通风干燥处,以备下次使用。需要丢弃的口罩,应按照生活垃圾分类的要求处理。随时保持手卫生,从公共场所返回、咳嗽手捂之后、饭前便后,都要用洗手液或肥皂以流动水洗手,或者使用免洗洗手液。不确定手是否清洁时,避免用手接触口、鼻、眼。打喷嚏或咳嗽时,用纸巾或手肘衣服遮住口鼻。

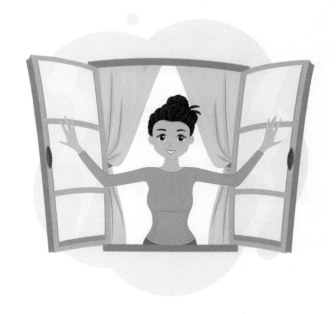

3. 保持良好的生活习惯　居室整洁,勤开窗,经常通风,定时消毒。平衡膳食,均衡营养,适度运动,充分休息。不随地吐痰,口鼻分泌物用纸巾包好,弃置于有盖垃圾箱内。

4. 主动做好个人与家庭成员的健康监测　自觉发热时

要主动测量体温；家中有小孩者，要早晚摸小孩的额头，如感觉发热要为其测量体温；若出现发热、咳嗽、咽痛、胸闷、呼吸困难、乏力、恶心呕吐、腹泻、结膜炎、肌肉酸痛等可疑症状，应根据病情，及时到医疗机构就诊。

（二）出行人员

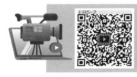

ER5-2　疫情期间出行人员该如何自我保护

1. 因日常生活与工作需出行的人员，在外出前往单位、超市、餐馆等公共场所和乘坐公共交通工具时，要正确佩戴口罩，尽量减少接触公共场所的公共物品和部位，减少和他人接触。如果有条件，要尽可能和别人保持一定距离。封闭场所要注意通风换气。在办公楼这样的公共场所，还应加强对来访人员的登记管理和体温测量等健康监测。

2. 复工潮来临，从疾病流行地区返回的人员应尽快到所在社区居民委员会、村民委员会登记并进行医学观察。医学观察期限为离开疾病流行地区后14天。许多人员即便不是来自疫区，但在途中可能会使用公共交通工具，接触健康状况不明的人。因此建议，返程后最好也居家医学观察14天，待确认健康后再上班。这对疫情防控有利。在医学观察期间者应进行体温、体征等状况监测,尽量做到单独居住或居住在通风良好的单人房间,减少与家人的密切接触。

3. 出现可疑症状须到医疗机构就诊者,应正确佩戴口罩(可选用医用外科口罩),尽量避免乘坐地铁、公交车等公共交通工具,避免前往人群密集的场所;就诊时应主动告知医务人员相关疾病流行地区的旅行、居住史以及与他人接触情况,配合医疗卫生机构开展相关调查。

4. 远距离出行人员,需事先了解目的地是否为疾病流行地区;如果必须前往疾病流行地区,应事先配备口罩、便携式免洗洗手液、体温计等必要物品;旅行途中,尽量减少与他人近距离接触,在人员密集的公共场所和乘坐交通工具时要正确佩戴 KN95/N95 及以上级别颗粒物防护口罩。口罩在变形、弄湿或弄脏导致防护性能降低时需及时更换。妥善保留赴疾病流行地区时乘坐的公共交通票据信息,以备查询。

(三) 居家隔离人员

ER5-3　疫情期间居家隔离人员该怎么做

1. 对新型冠状病毒肺炎病例密切接触者,采取居家隔离医学观察。医学观察期限为自最后一次与病例、感染者发生无有效防护的接触后 14 天。

2. 居家隔离人员应相对独立居住,谢绝探访,尽可能减少与共同居住人员接触,做好医学观察场所的清洁与消毒工作,避免交叉感染。观察期间不得外出,如果必须外出,须经医学观察管理人员批准,并要正确佩戴医用外科口罩,避免去人群密集场所。

3. 居家隔离人员每天至少测量 2 次体温。尽量减少与家人密切接触,不得与家人共用任何可能导致间接接触感染的物品,包括牙刷、香烟、餐具、食物、饮料、毛巾、衣物及床上用品等。

4. 他人进入居家隔离人员居住空间时,应正确佩戴 KN95/N95 及以上级别颗粒物防护口罩,期间不要触碰和调整口罩。尽量避免与居家隔离人员直接接触,如发生任何直接接触,应及时做好清洁消毒。

(四) 特定行业人员

ER5-4　疫情期间特定行业人员该如何自我保护

1. 公共交通工具司乘人员、出租车司机、公共场所服务人员、武警、交警、安保人员、媒体记者、快递人员等行业人员,因日常接触人员较多,存在感染风险,其所在单位应为他们配置一次性医用口罩、医用外科口罩或 KN95/N95 及以上级别颗粒物防护口罩,以及手消毒液、消毒纸巾、体温计等物品,并做好工作环境的日常清洁与消毒。工作期间,应做好个人防护,正确佩戴口罩上岗。口罩在变形、弄湿或弄脏导致防护性能降低时需及时更换。注意保持手卫生,用洗手液或肥皂,以流动水洗手,或者使用免洗洗手液。每天至少测量 2 次体温。一般情况下,不必穿戴防护服、防护面罩等防护用品。如果出现可疑症状(如发热、咳嗽、咽痛、胸闷、呼吸困难、乏力、恶心呕吐、腹泻、结膜炎、肌肉酸痛等),应立即停止工作,根据病情居家隔离或就医。

2. 隔离病区工作人员、医学观察场所工作人员、疑似和确诊病例转运人员,必须穿戴工作服、一次性工作帽、一次性手套、医用一次性防护服、医用防护口罩或动力送风过滤式呼吸器、防护面屏或护目镜、工作鞋或胶靴、防水靴套等。

3. 流行病学调查人员在开展密切接触者调查时,应穿戴一次性工作帽、医用外科口罩、工作服、一次性手套,与被调查对象保持 1 米以上距离;在开展疑似和确诊病例调查时,建议穿戴工作服、一次性工作帽、一次性手套、医用一次性防护服、KN95/N95 及以上级别颗粒物防护口罩或医用防护口罩、防护面屏或护目镜、工作鞋或胶靴、防水靴套等;对疑似和确诊病例也可考虑采取电话或视频方式进行流行病调查。

4. 标本采集人员、生物安全实验室工作人员，应穿戴工作服、一次性工作帽、双层手套、医用一次性防护服、KN95/N95 及以上级别颗粒物防护口罩或医用防护口罩或动力送风过滤式呼吸器、防护面屏、工作鞋或胶靴、防水靴套，必要时，可加穿防水围裙或防水隔离衣。

5. 环境清洁消毒人员、尸体处理人员，应穿戴工作服、一次性工作帽、一次性手套和长袖加厚橡胶手套、医用一次性防护服、KN95/N95 及以上级别颗粒物防护口罩或医用防护口罩、工作鞋或胶靴、防水靴套、防水围裙或防水隔离衣等。环境清洁消毒人员使用动力送风过滤式呼吸器时，根据消毒剂种类选配尘毒组合的滤毒盒或滤毒罐，做好消毒剂等化学品的防护。

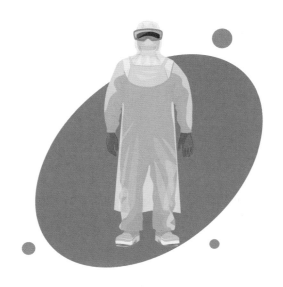

二、老年人、有慢性疾病者

对于老年人和有慢性疾病的人群,包括糖尿病、癌症、免疫力低下疾病等患者,其免疫系统承受很大压力,更容易受到病毒的影响。尤其是有慢性疾病的老年人,新型冠状病毒肺炎在影响呼吸功能的同时,容易诱发其他慢性疾病加重发作,使病情变得更为凶险。因此,对老年人群的管理十分重要。在日常生活中,除了前文中提到的一般防护外,还要注意以下方面。

(一)避免接触传染源

新型冠状病毒感染肺炎患者及病原携带者是本病主要的传播者,治愈或隔离该部分人群,是切断新型冠状病毒传播的有效途径。老年人机体应答减弱,多潜在发病,部分临床表现不典型,因此,需要对有疾病接触史的老年人群提高警惕,必要时进行更严格筛查。新型冠病毒潜伏期一般不超过 14 天,对于可疑的对象,密切观察 14 天有利于排除传播者。老年人生活饮食起居往往有陪护协助完成,因此,防范的对象还应包括老年人的陪护人员。

（二）切断传播途径

新型冠状病毒致病力强，传染性高，传播方式主要是经呼吸道飞沫传播和密切接触传播。在相对封闭的环境中长时间暴露于高浓度气溶胶情况下，存在经气溶胶传播的可能。日常面对面说话、打喷嚏、咳嗽都可造成飞沫传播。正确佩戴口罩是减少飞沫传播的有效方式。不随地吐痰，打喷嚏时正确遮挡，也是减少飞沫传播的可靠途径。老年人排痰能力下降，有时需要辅助排痰，严格遵守辅助排痰操作流程，可保护操作者及操作对象，减少感染的发生。新型冠状病毒可通过皮肤、结膜等接触传播。减少接触传播，须做到及时洗手，做好手部卫生，同时需要做好室内清洁，保持环境整洁，减少室内环境污染，及时清理生活垃圾及污物。对经常接触的物品，用 75% 医用酒精消毒可有效灭活病毒。另外，检测发现，患者粪便及尿中可分离出新型冠状病毒，因此应注意做好个人卫生，防止粪便及尿对环境污染造成气溶胶或接触传播。使用马桶后，注意盖好马桶盖后再冲水，防止气溶胶播散到空气中。老年人体质衰弱，对环境适应力差，特别是对环境温度调控能力差，易因受凉诱发呼吸道感染性疾病。老年人自理能力差，不可避免地需要陪护，难以实现绝对的自我隔离，为切断传播途径，务必确保陪护人员的健康。

（三）保护易感人群

根据老年人的特点，为减少疾病的发生，建议做到以下几点：

1. 合理的饮食习惯　营养不良是影响老年患者疾病结局的主要负面因素之一。平衡饮食，控制体重，拒绝进食变质、过期、半熟、生冷食品。对于进食困难的老年人，可遵从营养师的建议，行鼻饲进食，必要时可进行肠外营养支持治疗。所有老年人在进食过程中，都应注意避免误吸而导致吸入性肺炎发生。

2. 良好的生活习惯　保证每天充足的睡眠，注意保暖。选择合理的锻炼方式，适度锻炼，保持健康的生活状态，提高抵抗力。尽量减少外出活动，避免去老年活动中心、老年大学等人群聚集的地方。主动做好个人健康监测，怀疑有发热时主动测量体温。长期卧床、肢体活动受限的老年人，应进行肢体康复训练，定期翻身，预防深静脉血栓及褥疮。

3. 健康的心理状态　应将心理危机干预纳入疫情防控整体部署，以减轻疫情所致的心理伤害。在疾病到来时，老年人会表现出更强烈的焦虑、抑郁等，难以配合治疗，应有针对性地提供符合老年人群的医疗、保健等服务，关心老年人的生活状况，减少老年人的焦虑、抑郁等发生，使其保持健康的心理状态,积极配合疫情防控及治疗。

4. **积极治疗基础疾病**　老年人往往合并高血压、糖尿病、冠心病等慢性疾病,是本次疫情危重症及死亡病例的高发群体。因此,老年人需遵从医嘱,根据基础疾病的不同,按时、规律、规范服用药物,做好相关疾病的二级预防治疗;同时,学会评估自己的病情,监测自己的一般情况,病情变化时及时就医,正确描述病情,不乱投医,不讳疾忌医。对于活动受限、认知缺陷的患者,家属需协助治疗,同时做好评估、监测工作。

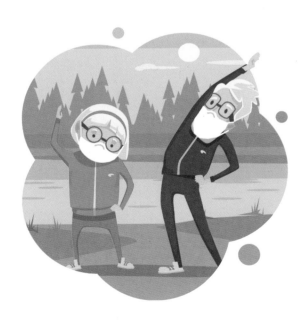

三、婴幼儿和儿童

复工后,很多家长要去上班,虽然目前报道婴幼儿和儿童感染新型冠状病毒的数量远远少于成年人,但仍需要密切关注婴幼儿和儿童感染新型冠状病毒的情况。

(一)儿童感染的特点

儿童感染的主要传播途径是经飞沫、接触传播,需要加强防护。儿童,尤其是年幼儿由于生理解剖特点和自身免疫系统发育未成熟,是极易出现呼吸道感染的人群,且年龄越小,越不容易早期发现,一旦发病,进展更快,潜伏期最短1天即发病,最长可达14天。

新型冠状病毒肺炎的早期表现与普通感冒类似,可出现发热、四肢无力、干咳等症状。但也有症状不明显的病例,或者表现为其他系统症状,如消化系统、心血管系统、神经系统、眼科症状等,尤其是新生儿、婴幼儿症状可能更不典型,一旦发现,病程进展快。

新型冠状病毒肺炎与普通感冒在临床表现方面的最大区别主要是:腹泻、呼吸逐渐变得困难,出现呼吸过快或过慢,过深或过浅;婴幼儿或新生儿则表现为张口呼吸、喘息、呻吟、鼻翼扇动(鼻孔一张一合)、点头呼吸,甚至出现口唇、面色变、呼吸"三凹征"。若儿童出现上述症状,须立即就诊!

(二)家长如何帮助儿童防护

1. **及时正确隔离**　若家长作为疑似病例居家隔离,没有条件和小孩分开,应尽量保证房间分开,避免和儿童接触,并正确佩戴合适的口罩(疑似患病的家长在家不可佩戴有呼吸阀的防护口罩),所在区域应注意清洁消毒。同时,家长应指导儿童正确佩戴合适的口罩(有条件应优先选择儿童 N95防护口罩,其次是儿童外科口罩→儿童医用口罩→一次性口罩→儿童棉口罩)。

2. **家庭日常防护**　对于不能适应戴口罩的小婴儿或新生儿,家长应该特别保护。因为家长中没有症状的成年人也有可能是带病毒者,应主动佩戴口罩;自己咳嗽或打喷嚏时,应用纸巾将口鼻完全遮住(如果来不及用纸巾,应将手臂遮挡自己的口鼻,再彻底清洗手臂),将用过的纸巾立刻扔进封闭式垃圾箱内,并用流动水洗手;不亲吻孩子,不对着孩子呼气、喘气;不和孩子入嘴同一食物;不和孩子共用餐具、饮具;不用嘴巴吹气的方式让食物变冷,给孩子喂食。家长应尽量避免去人群密集的公共场所,外出正确佩戴口罩;从室外进门后立即更换衣服、鞋子,并正确处理口罩,彻底洗漱,全身清洁后再接触小孩。

3. **严格规范洗手**　日常督促小孩勤洗手,勤洗脸,不乱摸。饮食前、大小便后、接触不洁物体后要及时洗手,教会孩子"七步洗手法"。注意病从口入,避免年幼小孩吃手;不要用手掏鼻孔,不要用手揉眼睛;告诉小孩手不要碰触公共区域的物体表面(尤其是电梯按钮等频繁被人碰触的物体表面),在家里也不要随意乱摸。这是儿童防护的重中之重。

4. 加强房间通风　有条件的家庭每天定时应开启空气净化器、紫外线消毒等,条件有限的家庭可每天每个房间轮流通风 3 次以上,每次开窗通风 30 分钟~1 小时。房间通风时将孩子转移到其他房间,做好保暖措施,避免通风时孩子受凉。

5. 家庭清洁消毒　保持家庭环境整洁,有条件的家庭可以每天用 75% 医用酒精消毒擦拭物体表面一次。保持地面清洁干燥,不要有潮湿的角落,避免病毒、细菌滋生。家长频繁使用的手机不要给孩子玩、看。手机、平板电脑等电子产品每天需清洁消毒。孩子的玩具,学习、生活用品等能耐高温的物品可用消毒锅或开水煮沸消毒 30 分钟,不耐高温的物品可选择 75% 医用酒精喷洒或放置在阳光下暴晒消毒。

6. 适当活动和休息　儿童在家休息时不可长时间看电

视或玩电子产品,应适当安排锻炼或活动。学龄期儿童不应影响学习,完成学校作业的同时可以和家长一起参与家庭清洁工作;家长可以对婴幼儿进行被动锻炼四肢。另外,所有在家休息的儿童均应按时休息,确保睡眠充足。

7. 加强健康监测　家长每天观察孩子大小便。保持大便通畅很重要。若孩子出现腹胀、腹泻、便秘等消化不良和肠道异常症状,要提高警惕。此外,还要留意小便的颜色、量、有无异味。

(三) 非常时期孩子怎么吃

1. 保证每天营养均衡、充足,适当进食高蛋白食物、新鲜洁净的蔬菜水果。年长儿增加口味丰富的坚果(年幼儿不宜),青春期的青少年不要节食。

2. 所有食物要充分煮熟透后才能食用,不偏食、不挑食,荤素搭配得当,不食用野生动物,应以清淡、易消化饮食为主,不宜油腻,以免饮食不健康导致腹泻,引起不必要的恐慌。

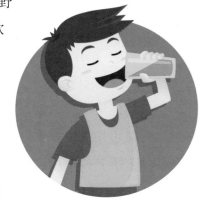

3. 适量多饮水,多排尿,尽量不饮用冷水,宜饮用温水,加快身体新陈代

谢,同时适量增加奶制品(牛奶、酸奶)的饮用。

(四)孩子与疑似患者接触了怎么办

若孩子接触了疑似患者,家长应做到不隐瞒,不要因为害怕而选择逃避,不要因为自己的疏忽害了自己和孩子;主动在家隔离观察 14 天,若无症状可以解除隔离,但尽量不要外出。儿童病情变化快,一旦有症状,须立即就近到医院儿科发热门诊就诊。

最后还要提醒家长,在做好日常防护的同时,要防范小孩出现一些常见病,如鼻炎、咽炎、扁桃体炎、普通感冒、便秘、腹痛、腹泻等,减少去医院就诊机会,减少交叉感染的风险。家长还要调整好自己的心态,不必过于担忧,避免将紧张的情绪传递给小孩,造成孩子的心理负担。

四、孕　产　妇

孕产妇是新型冠状病毒感染肺炎的易感人群,复工后,如果要去上班,更应做好防护。除了前文中提到的一般防护外,还要注意以下问题:

(一)做好产前检查

孕产妇是一个非常特殊的群体,即便没有发生并发症、

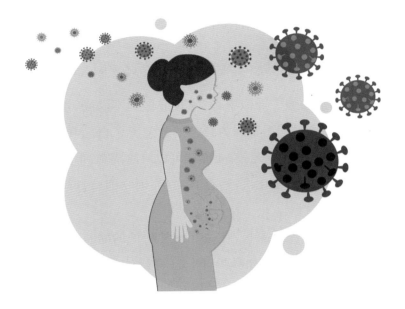

合并症的正常的孕产妇,随着孕周的增加,也可能发生各种各样的危险,所以孕产妇,特别是 28 周以后的孕晚期女性一定按照医生的建议到医疗机构就诊,出现异常情况应及时就医,避免因担忧、恐惧而延误病情。

(二) 医院就诊注意事项

到医院进行产检的孕妇,一定要正确佩戴口罩,如果有家属陪同,家属也要正确佩戴口罩。如果孕妇有发热的情况,建议直接先到发热门诊就诊,然后根据检查的结果,再进行后续一系列的检查。孕妇在没有洗手的情况下不要触摸口、眼、鼻等。离开医院后要尽早清洗双手。

（三）抗病毒药物对胎儿的影响

妊娠期用药相对比较复杂,需要关注药物之间的相互作用和不良反应。孕妇一定要严格在医生指导下进行治疗,不要盲目自行采用药物治疗。

（四）母乳喂养

产妇若为疑似病例、确诊病例和确诊后未痊愈者,应暂停母乳喂养。

"早预防、早发现、早诊断、早隔离、早治疗"是防治新型冠状病毒肺炎的关键。在疫情面前,每个人都应做好自我防护,切断病毒传播途径。

第六部分
良好的个人卫生习惯

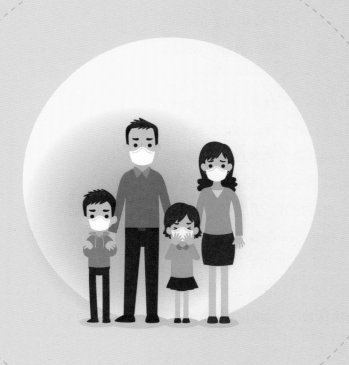

预防传染病的主要方法是避免接触传染源和切断传播途径,而此次新型冠状病毒主要的传染源是患者,主要的传播途径是经呼吸道飞沫传播和接触传播,因此采取有效的防护措施可以减少个体患病概率。

一、正确的洗手方法

　　正确洗手是减少手部病毒和细菌,预防呼吸道感染最直接、有效的办法之一。中国疾病预防控制中心等权威机构均推荐用肥皂和流动的清水充分洗手。

　　1. 正确的洗手应使双手的手心、手背、手指(包括指缝)、指尖和手腕充分洗净,具体方法可参照"七步洗手法"口诀:"内外夹弓大立腕"。

　　内:双手掌心对掌心,手指并拢,相互揉搓。

　　外:掌心对手背,手指交错,相互揉搓,双手交替。

　　夹:双手掌心对掌心,十指交叉,相互揉搓。

　　弓:双手互握,揉搓指背,双手交替。

　　大:拇指在另一手掌中转动揉搓,然后两手交替。

　　立:指尖并拢在另一手掌中揉搓,双手交替。

　　腕:双手交替清洗手腕。

　　洗手程序:①用流动水将双手打湿;②取适量肥皂或洗手液均匀涂抹双手;③根据"七步洗手法"揉搓大于 15 秒;④用

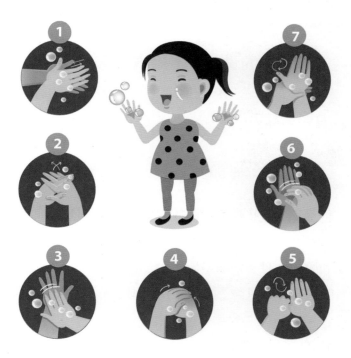

流动的清水冲洗干净双手;⑤用纸巾擦干;⑥用纸巾包住水龙头关闭(推荐使用非接触式水龙头)。

2. 传递物品前后,咳嗽或打喷嚏后,在制备食品之前、期间和之后,饭前便后,接触他人或动物之后,外出归来之后,都需洗手。

3. 在外没有清水,不方便洗手时,可以使用含酒精成分的消毒产品清洁双手。新型冠状病毒对有机溶剂和消毒剂敏感,75%酒精可灭活病毒,所以达到一定浓度的含酒精成分的消毒产品可以作为肥皂和流动水洗手的替代品。

二、口罩的选择、使用方法及注意事项

ER6-1　疫情期间如何挑选口罩

口罩是预防呼吸道传染病的重要防线,可以降低新型冠状病毒感染风险。口罩不仅可以防止患者喷射飞沫,降低飞沫量和喷射速度,还可以阻挡含病毒的飞沫核,从而降低佩戴者吸入病毒的风险。口罩使用原则是不盲目使用,不过度防护。

1. **口罩的分类与选择**　口罩一般分为普通口罩、一次性使用医用口罩、医用外科口罩、颗粒物防护口罩和医用防护口罩(N95/KN95 口罩)。

带呼吸阀的口罩可阻止含有病毒的飞沫吸入,从而保护佩戴者,普通大众均可佩戴。但是如果疑似患者和确诊患者佩戴这种口罩就会变成行走的传染源,因为开启呼吸阀可能会将患者含有病毒的飞沫排出。

(1) 处于通风良好场所及居家活动的人员,散居居民等低风险人群可不带或带普通口罩。

(2) 在人员密集场所滞留、在人员相对聚集的室内工作

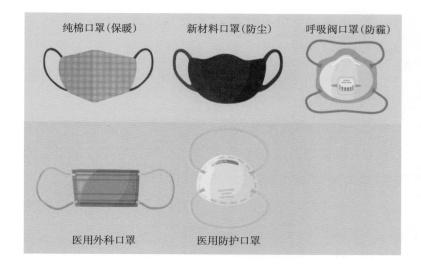

纯棉口罩（保暖）　　　　新材料口罩（防尘）　　呼吸阀口罩（防霾）

医用外科口罩　　　　医用防护口罩

环境、前往医疗机构就诊中的人员，以及集中学习和活动的托幼机构儿童、在校学生等较低风险人群，推荐使用一次性医用口罩。

（3）普通门诊、病房医护工作人员以及人员密集区的工作人员、与疫情相关的行政管理人员、警察、保安、快递等从业人员，居家隔离人员及与其共同生活人员等中等风险人群，推荐使用医用外科口罩。

（4）急诊工作人员、对相关样本进行检测的人员等较高风险人群，推荐使用颗粒物防护口罩；疫区发热门诊、隔离病房医护人员、进行插管等高危操作的医务工作者以及对确诊、疑似病例进行现场流行病学调查的高风险人员，推荐使用医用防护口罩。

2. 出现以下情况时,应立即更换口罩　①呼吸阻抗明显增加;②口罩有破损;③口罩与面部无法密合;④口罩被污染(如被患者血液、体液、分泌物等污染);⑤曾使用于隔离病房或与病患接触(该口罩已被污染)。

3. 佩戴口罩注意事项

(1) 佩戴口罩前应洗手,在佩戴口罩过程中应避免手接触口罩内侧面,减少口罩被污染的可能。

(2) 分清楚口罩的内外,上下:浅色面为内,应该贴着嘴鼻,深色面朝外,金属条一端是口罩的上方。

(3) 绝对不要用手去挤压口罩,口罩只能把病毒隔绝在口罩表面,如果用手挤压口罩,可能使病毒随飞沫湿透口罩,增加感染病毒的机会。

(4) 一定要尽量使口罩与面部密合良好,用手指紧压鼻梁两侧口罩上端的金属条,使口罩上端紧贴鼻梁,然后向下拉伸口罩,使口罩不留褶皱,更好地覆盖鼻子和嘴巴。

(5) 摘口罩时,不要用手触碰口罩的内外表面,应摘下耳挂。摘下口罩后要用流动水清洗双手。没有洗手条件时暂不摘口罩。

(6) 口罩不是戴得越多越好。多层口罩叠在一起,会增加口罩之间的空隙,影响密闭性;还会增加呼吸阻力,人在加大呼吸力度的时候,会影响口罩的贴合度;并且会带来医疗资源的浪费,增加不必要的心理压力。

4. 医用外科口罩的正确佩戴与摘除　由于口罩类型差异,佩戴和摘除口罩的步骤也会有细节的差异,下面介绍常用的几种情况。

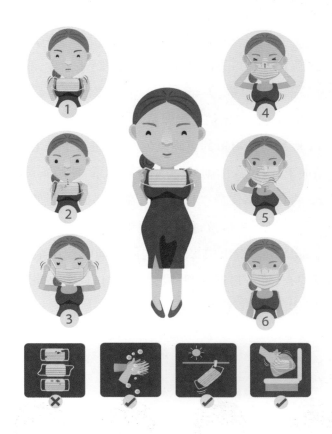

　　(1) 医用外科口罩的正确佩戴方法:先进行手卫生;口罩颜色深面朝外,金属软条向上,将耳挂拉至耳后,调整口罩位置,使口罩覆盖鼻、口及下颌,用手指紧压鼻梁两侧口罩上端

的金属条,使口罩上端紧贴鼻梁,保证口罩充分贴合面部。

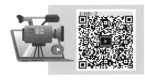

ER6-2   口罩的正确戴法

(2) 医用外科口罩的摘除方法:先进行手卫生,双手抓住耳挂从脸部移开口罩,丢弃于垃圾桶内,再次进行手卫生。

5. 医用防护口罩的正确佩戴与摘除

(1) 医用防护口罩的正确佩戴方法:进行手卫生后,将金属软条向上,颜色深面朝外;一手托住口罩,使两条系带垂于手下方,将口罩罩住鼻、口及下巴,鼻夹部分向上紧贴面部;用另一只手将下系带拉过头顶,置于颈后,再将上系带拉至头顶中部。用手指由中央顶部向两旁同时按压金属软条。密闭度检查:轻按口罩,深呼吸,吸气时口罩中央略凹陷,呼吸时口罩边缘无空气泄漏。

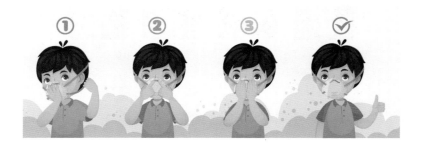

（2）医用防护口罩的摘除方法：进行手卫生后，将下系带提过头部，然后解开上系带，仅用手拎住系带，丢于专用垃圾桶内，再次进行手卫生。

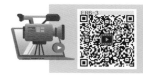
ER6-3　如何摘口罩和丢弃口罩

6. 口罩的处理

（1）较低风险和低风险人员佩戴的医用防护口罩可以反复多次使用（建议不超过 5 次），但发现口罩脏污、变形、损坏、有异味时需及时更换。

（2）需再次使用的口罩，可悬挂在清洁、干燥、通风处，或将其放置在清洁、透气的纸袋中；口罩需单独存放，避免多个口罩相互接触和其他可能的污染，并标识口罩使用人员。

（3）医用防护口罩不能清洗，也不可使用消毒剂、加热等方法进行消毒。如果喷洒大量酒精或高温蒸煮，会导致口罩外层材料变性，对水的阻挡能力下降，过滤功能会大大降低，甚至失效。

（4）口罩应专人专用，不得互换使用。

（5）健康人群使用后的口罩按照生活垃圾分类的要求处理即可，疑似病例或确诊病例佩戴的口罩不可随意丢弃，应视作医疗废弃物,严格按照医疗废弃物的有关流程进行处理。

ER6-4　口罩可以清洗、消毒吗

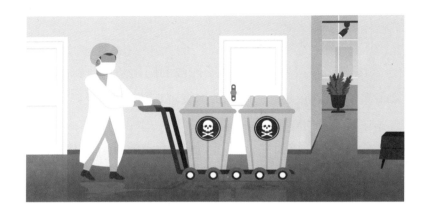

三、常见的消毒方式及注意事项

传染病消毒是用物理或化学方法消灭停留在不同传播媒介物上的病原体,借以切断传播途径,阻止和控制传染的发生。

新型冠状病毒对紫外线和热敏感,56℃ 30分钟、乙醚、75%酒精、含氯消毒剂、过氧乙酸和氯仿等脂溶剂均可有效灭活病毒。很多简便的消毒办法均可达到灭活病毒的目的。

1. 常用的消毒方法　有煮沸消毒法,使用含酒精成分的消毒剂、含氯消毒剂等。注意事项如下:

(1) 使用含酒精成分的消毒剂时,要远离热源,以免引起火灾。

(2) 含氯消毒剂有呼吸道刺激副作用,使用时要做好防护。

(3) 消毒时,要正确佩戴口罩、橡胶手套,做好个人防护。

(4) 消毒后,立即使用肥皂和清水洗涤抹布、地板拖把等物品,晾干或烘干后,备下次使用。消毒后,用洗手液或肥皂以流动水清洗双手。

(5) 消毒剂需在外包装上放置明确标识,以避免误服;一旦误服,立即到专业医院就诊。

2. 75% 酒精消毒使用原则

(1) 75% 酒精消毒宜擦拭使用;若喷洒使用,应远离明火,关闭设备电源;禁止直接向人身体或衣服上大量喷洒。

(2) 在室内使用 75% 酒精消毒时,应保证通风良好;在密闭狭小空间应少量使用,使用后应及时通风。

(3) 对电气设备、开关等表面消毒时,应避免酒精接触插座、开关等,必要时应首先关闭电源,待电气设备冷却后再擦拭消毒;擦拭过程中严禁开启电气设备。

(4) 存放 75% 酒精的储存容器应密封,并放置阴凉处保存。

（5）沾染75%酒精的毛巾、抹布等擦拭工具使用后，应用水清洗，并放置通风处晾干。

（6）进行大规模消毒或频繁操作时，应正确佩戴活性炭口罩及橡胶手套，防止吸入、接触75%酒精。

（7）尽量避免进行分装、灌装75%酒精；有必要分装、灌装时，应穿防静电服，消除人体静电后在通风处进行操作，并在分装、灌装后的容器上粘贴相应标识标签。

（8）严禁自行配制75%酒精。

（9）少量75%酒精宜单独房间储存，并应远离火种、热源、禁忌物和易燃物，温度不超过30℃。

（10）若无单独储存条件，75%酒精应在防爆柜内少量储存并与其他物品保持1米以上的距离。

（11）若75%酒精着火，应使用干粉灭火器、二氧化碳灭火器等进行灭火；小面积着火也可用湿毛巾、湿衣物、灭火毯等覆盖灭火；在室外，还可以使用沙土覆盖灭火。

（12）75%酒精遗洒较少时应及时擦拭处理；大量洒漏应收集到集液池或用沙土围挡收集处理；严禁冲洗到下水道等密闭空间。

（13）沾染酒精的物品应远离明火、电气设备，放置在通风处晾干。

（14）75%酒精不得与氧化剂、酸类、酸酐、碱金属、强碱等物质混存。

四、个体防护

1. 尽量减少外出活动　尤其避免前往疾病高发地区；减少走亲访友和聚餐，尽量在家休息；减少到人员密集的公共场所活动，尤其是空气流动性差的地方，如公共浴池、温泉、影院、网吧、歌厅、商场、车站、机场及码头等。

2. 做好个人防护和手卫生　外出前往公共场所和乘坐交通工具时，必须正确佩戴口罩，随时保持手卫生，减少接触公共场所的公共物品和设施，可佩戴一次性手套；从公共场所返回后，要用肥皂或洗手液以流动水洗手，或者使用含酒精成分的免洗洗手液；在不确定手是否清洁时，避免用手接触眼、口、鼻；打喷嚏或咳嗽时，不可用双手遮掩口鼻，可用纸巾或弯曲手肘遮掩口鼻，把用过的纸巾放入有盖垃圾桶内，之后彻底清洁双手。

3. 做好健康监测并及时就医　主动做好个人与家庭成员的健康监测，建议早晚各测量一次体温。若出现可疑症状（发热、咳嗽、咽痛、胸闷、呼吸困难、轻度食欲缺乏、乏力、精神稍差、恶心呕吐、腹泻、头痛、心悸、结膜炎、轻度四肢或腰背部肌肉酸痛等），应主动正确佩戴口罩，及时就近到指定医疗机构就医排查，并尽量避免乘坐地铁、公共汽车等交通工具,避免前往人群密集的场所,在路上及到达医院时,尽可能远离其他人(至少 1 米)。就诊时应主动告诉医生自己的旅行居住史,以及发病后的活动轨迹及接触人员,配合医疗相关机构开展相关调查。

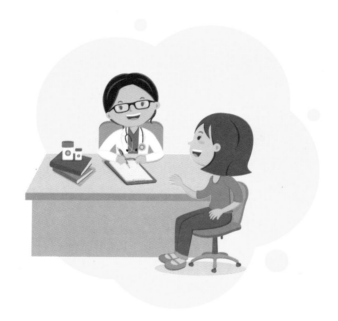

4. 保持良好的卫生和健康习惯

(1) 居住室要勤开窗,经常通风。建议在空气质量好的情况下,每天开窗通风 3 次以上,每次 30 分钟以上,开窗通风时要同时打开门窗,让空气充分对流;空气质量差的时候要减少通风时间及次数,可以选择 11~14 点时间段开窗通风。冬季室内外温差大时,注意保暖,避免感冒。

(2) 保持室内卫生,勤晒衣物,家庭成员不共用毛巾,必要时可以采取煮沸法对毛巾进行消毒。消毒前将毛巾洗净,放入煮锅中,水沸腾后开始计时,一般 15~20 分钟即可。

(3) 不随地吐痰,用纸巾包好口鼻分泌物,弃置于有盖垃圾桶内。

(4) 注意均衡营养,适度运动,多食蔬菜、水果;不熬夜,早睡早起,保持良好的生活作息习惯;选择适宜的室内锻炼项目,适度运动,增强免疫力。

(5) 不要接触、购买和食用野生动物,尽量避免前往售卖活体动物(禽类、海产品、野生动物等)的市场;处理生食和熟食的砧板及刀具要分开,食物一定要煮熟后食用。

5. 怀疑自己感染新型冠状病毒的应对　如果怀疑自己感染了新型冠状病毒,首先不要去人群密集的地方,应正确佩戴口罩,与家人保持好距离,注意通风,注意个人卫生,就近到定点救治医院发热门诊就诊。就诊时应主动告诉医生接触过哪些人,配合医生开展调查。

6. 怀疑身边人感染新型冠状病毒的应对　如果怀疑身边的人感染了新型冠状病毒,首先要戴好口罩,与其保持好一定距离,同时建议对方戴好口罩,就近到定点救治医院发热门诊接受治疗。

五、培养良好的情绪状态

1. 保持正常生活规律,制订作息时间表,不熬夜,适当休息,保证充足睡眠。

2. 可酌情选择居家可做的锻炼,减轻焦虑,保持好的心态。

3. 听轻松愉悦的音乐,如古典或轻音乐,有助于调整心态。

4. 通过阅读可缓解压力,转移注意力,增加知识。

5. 写下自己的压力体验,缓解生理不适及烦恼。

6. 关注权威媒体发布的消息,不信谣,不传谣。

第七部分
心 理 调 适

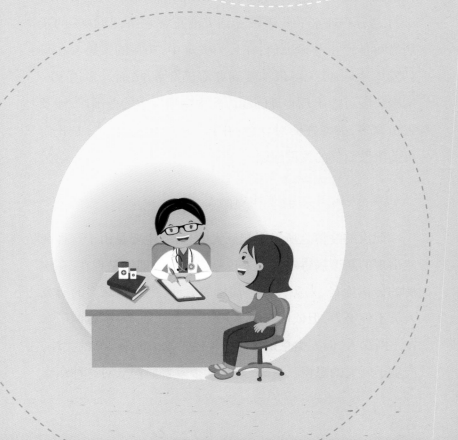

一、警惕而不恐慌

此次新型冠状病毒肺炎疫情,对每一个人的生活和心理都是一次挑战。随着疫情逐步得到控制,人们的工作和生活也正逐步恢复。但疫情对人们的影响并没有消除。至少,在相当长的一段时间里,人们都将处在此次疫情的过渡期。以往的研究显示:在自然灾害中,90% 的亲历者在灾害结束 1 个月之后心理水平能够恢复到灾前正常水平,但 10% 的亲历者可能产生心理障碍;在人为灾难中,70% 的亲历者在事件发生之后 40 天可以恢复到灾前正常水平,而有多达 30% 的亲历者可能出现心理问题。此次疫情发生的范围广,涉及人员众多,如何在面对疫情的同时,恢复生活、生产,是我们目前阶段面临的关键问题。

(一)恐惧来源于未知

此次的疫情之所以引起巨大的恐慌,主要是由于这种突然出现的新型病毒对大家来说是未知的。即便是现在,在疾病的传播途径、来源、治疗、预后等方面,尽管有众多的研究人员不停努力,但依然有很多未知。尽管人们对病毒的了解在不断深入,但人类总是倾向于关注未知。而对未知的关注,产生了巨大的恐惧。这种恐惧,让很多普通群众对这种病毒无法进行正确的认知。比如,目前病毒的传播途径主要是经呼吸道飞沫传播和密切接触传播,在相对封闭的环境中长时间暴露于高浓度气溶胶情况下,存在经气溶胶传播的可能,大众并不了解其详细的差别。对气溶胶传播的恐慌,使大家对公共场所的空气也产生了恐惧,以为必须是专业级别的医用防护口罩才可以达到防护的效果。实际上,只有患者高度聚集的医院,才是需要注意的重点防护区域。而普通的公共场所,通风良好,而且没有新型冠状病毒肺炎患者聚集,安全性是足可以放心的,并不需要恐慌。所以,适当了解疾病的传播知识,而不是只看文章的标题,有利于利用知识来平复自己恐惧的心态。

(二) 正确认识"隔离"

随着疫情逐步得到控制,人们的生活逐渐恢复到以往的生活轨迹。但仍有一部分人需要隔离观察。很多人认为,隔离使人与人之间的距离变远了。但是,在疫情期间,隔离是一种保护手段,就是生活安全的保证。正确认识隔离所带来的安全,可以减少对隔离的排斥。很多人在隔离的过程中,有了更多和家人相处的机会和时间,修复了家庭矛盾,也增进了家人彼此的了解和交流,反而收获了更多的亲情。所以,一件事情的好坏,取决于你看待问题的角度和方法。世间万物,没有绝对的好与坏,在不同的条件下,好坏之间是可以进行转换的。利用隔离的时间,多看书,多思考,对学生来说,也许可以获得不错的学习成绩;对科研工作者来说,也许可以找到新的思路。所以,对待隔离措施,采取乐观配合的态度,才是正确的方式。

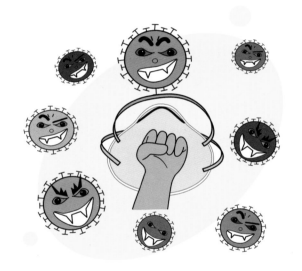

(三)采取正常的防护手段

克服恐慌的最有效手段,就是改变自己对未知事物的态度,提高对未知的认知。日常生活中,我们可以通过很多方式,在提高认知的同时,做到自我保护,克服内心对疫情的恐惧。正常的防护手段就是戴口罩,勤洗手,尽量减少和他人接触。一些人总是担心现有的防护手段不足以对自己起到保护作用。其实,这种担心是多余的。目前大多数被感染者都有和病毒感染者密切接触的经历。怎样才算密切接触?我们先看一下目前密切接触者的定义。与病例(疑似或确诊病例)发病后有如下接触情形之一者为密切接触者:①与病例共同居住、学习、工作或其他有密切接触的人员;②诊疗、护理、探视病例时未采取有效防护措施的医护人员、家属或其他与病例有类似近距离接触的人员;③病例同病室的其他患者及陪护人员;④与病例乘坐同一交通工具并有近距离接触人员;⑤现场调查人员调查后经评估认为符合条件的人员。在日常生活中,一个人每天会遇到几十上百人,所有的这些人当中,真正发病的患者少之又少。所以,只要做好基础防护,被感染的可能性并不大。不需要对防护过度升级。当然,如果您需要佩戴护目镜、N95口罩才可以安心,我们也并不反对。希望大家可以保持安全正常的心态,在日常生活里,做到简单的勤洗手、戴口罩、少接触他人,就已经可以保证安全。

(四)正确认识疫情

人类历史上发生过无数次瘟疫,比如中世纪的欧洲黑死病、全世界范围内的天花流行、第一次世界大战期间的西班牙流感等。以前并没有现代医疗防治体系,但人类也并没有因为瘟疫的流行而灭亡。所有的传染病本身,核心问题都要满足病原体自身繁殖的需求。人类并不是所有病原体的最佳宿主。很多瘟疫都是因为偶然的基因突变,才获得了在人类中传播的能力。病原体必须在强传染性和强致病性之间,寻找适合它自身的平衡。过高的死亡率将导致宿主的大量死亡,而宿主死亡对于病原体本身,并没有益处。随着宿主的死亡,病原体本身也将死去。而随着瘟疫对人类的筛选,存活下来的幸存者也是对瘟疫存在免疫力的人群,在对抗病原体方面有自身的优势。所以古代社会在没有有效治疗手段和隔绝措施的情况下,瘟疫依然会逐渐停止流行。这一方面是由于病原体迭代之后,毒力会逐渐下降,且随着气候和地域的变化,逐渐出现不利于瘟疫传播的条件;另一方面,人类会从失败中总结经验教训,逐渐累积的经验会帮人类战胜病原体,取得最后的胜利。例如,狂犬病作为发病后死亡率百分之百的传染病,现在的治疗手段主要是通过注射疫苗和抗病毒抗体来进行预防。科研人员提取狂犬病病毒在兔脑组织中进行迭代培养,当连续传代到 90 代后,获取的狂犬病病毒毒株致病力大大降低,而抗原却依然得以保留。将这样的病毒进行处理,灭活后所得到的疫苗既可以使人类获得对狂犬病的免疫力,又不会导致接种者感染狂犬病。将这种低致病性的狂犬病病毒注射入马体内,使马产生针对狂犬病病毒的抗体。人类通过对这种抗体的提取,获得了抗病毒抗体蛋白。所以,我们手里握有的对抗疫情的最大法宝,就是人类可以通过累积经验,寻找到抵御疫情的方法,应当坚信最后的胜利一定属于人类。

我们可以通过有效的措施和方式来让自己在防护之下,调整好心态和情绪,过好正常的生活。

1. 保证身体健康,规律作息,加强营养,适度锻炼 这些都是很简单的方式,但越是简单的,越是有效。困难在于如何坚持执行。养成好的生活习惯,保证身体健康,不仅仅是疫情特殊时期的需要,也是每个人日常生活所必需的。

2. 保持正确获取外界信息,关注疫情,避免信息过载 我们现在生活在自媒体时代,获取外界信息的手段更为简单,信息也更为丰富。但是,这些信息有好有坏,良莠不齐,有的乐观、有的阴暗。因此,要选择权威的政府媒体作为主要的信息获取通道;选择积极乐观的信息,不应过分关注负面报道。特殊时期,可能会暴露一些平时无法发现的问题,但是,我们应当有信心、有理由相信,党和政府可以领导我们取得最后的胜利。选择权威的媒体作为信息获取的主要通道,可以使我们减少不良负面信息的获取,减少内心的恐惧。在特殊时期,更应当关注为了与疫情抗争而努力的正能量团体。

3. 做好本职工作,制订工作和学习计划 疫情终将会结束,而工作和学习还会继续。我们利用这一段时间,可以冷静下来,思索自己未来工作和学习的目标。设定一个长期目标的同时,我们也可以先设定眼下可以完成的小目标,不应碌碌无为,无所事事,浪费时光。

4. 平静自己的心情,做好情绪管理　疫情期间,经常可以看到新闻里有不配合防疫、辱骂殴打防疫人员、与医护人员发生冲突的新闻。在这个特殊时期里,每个人都面临着疫情带来的压力。但是,压力不是借口,有压力的时候更应该做好情绪管理。良好的情绪管理,可以让自己不因一时冲动而产生后悔的结果,可以使防疫人员的努力不会白费。

5. 积极应对,促进成长　疫情是危机,疫情是挑战,但疫情也是机遇。疫情也使很多人以前的超前消费观念得到了反思。有的人在疫情中发现了机遇,有的人在疫情面前学会了成熟,而有的人只是在疫情面前瑟瑟发抖。我们可以在保护好自己的前提下,消除面对疫情的恐惧,获得成长。

6. 自我调控失效时,及时寻求帮助　当所有努力都不能减轻内心的压力时,积极地向外界寻求帮助并不可耻。每一个人都有脆弱的时候,面对疫情,也许是孤独,也许是无助,也许是病痛,这些都可能击垮一个人的心理防线。当无法使自己获得平静的时候,我们有亲人,有朋友,有很多热心的志愿者,可以通过网络、电话、视频等方式向外界寻求帮助。疫情面前,我们作为人类命运共同体的一员,彼此之间的帮助能够让我们体会到来自社会和集体的温暖。一个人的力量是渺小的,但来自集体的力量是强大的。面对疫情,也许你独自一人没有任何办法,但是,集体和社会有很多方式让你生活在安全的保护之下。只有对这些保护有足够的信心,你才能够安心,最后的结果才会放心。

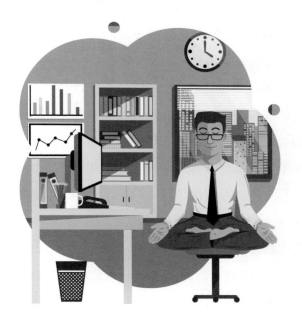

二、复工复课后的心理重建

随着抗疫逐渐深入,社会各界对于治愈后、隔离期后的患者群体心理状态都应开始关注起来。从急性心理冲击阶段到后期心理重建阶段均是关注要点。亲友、同事、同学可能感染或离世,面临有家难回的尴尬,对自身产生的厌弃与怀疑，以及担心被病毒感染产生的忐忑都可能引发次生心理灾害。这个人传人的新型冠状病毒肺炎疫情，间接产生的最大问题就是造成人与人之间的隔阂与互相不信任。有人因疫情出现过度紧张、焦虑情绪；有人因疫情造成生活不便，情绪难以排解；也有人本身存在心理问题，因为疫情被再度激发了。人可以被隔离，但人心不能。

人心里蔓延的，除了爱、感动、责任，同样也有无助与焦虑。在非常时期，出现焦虑、担心是很正常的，大多能借助运动、娱乐、学习等方式排解。找到适合自己的情绪疏导渠道，可以保障复工复产工作的开展。如果出现负面情绪、恐慌心理加重无法排解等情况持续 1 周以上，需要及时获得心理干预，来缓解压力。

此次新型冠状病毒肺炎疫情期间人们出现的大多数心理问题，与汶川地震时瞬间遭到一次伤害、二次伤害而导致的情绪崩溃不同。疫情从出现到蔓延，有持续的过程，人的负面情绪也有累积过程，只要及时排解，就不会产生大规模急性应激反应。当然，正因为与地震这种突发性自然灾害不同，疫情从出现、蔓延到被控制，是一个长时间的过程。人们对疫情的心理认知与情绪应对，也是一个逐渐深入的过程。

疫情控制后，医务人员、社区干部、志愿者从高度压力之下脱离出来，激情冷却，可能会失落、后怕。各行各业的一线工作人员将全身心力量都集中在抗疫工作中，在高度紧张的工作状态结束后，很有可能产生恐惧、逃避等情绪，导致创伤应激后遗症。

在灾难性事件发生后，及时且有效地进行心理干预可以帮助人们调节情绪、缓解痛苦，重新获得生理和心理上的安全感，同时也可以缓解和稳定由于危机引发的强烈恐惧、悲伤和震惊的心理状态，使心理恢复平衡状态，维护心理健康。

复工、复课后的心理重建过程，主要从以下几个方面入手。

1. 认知重建　突发性的灾难发生后，焦虑、恐惧和抑郁等不良情绪反应会严重损害人们的认知功能，甚至造成认知功能障碍，使人陷入无法自拔的境地。突然失去心理目标，自我感觉丧失了生活的价值和意义，觉得活着没有意思，甚至出现自责和自杀倾向，这些都是应激条件下认知功能受损的结果。在创伤的事件发生后，受害者是否发展为创伤后应激障碍与认知者的思维模式有关。

认知重建一般是建立在对突发性灾难事故重新评估基础上的，提供与灾难相关的信息，帮助人们正确认知灾难。人们对待灾难的认知情况会影响其应对方式，因此应该告知人们从客观、理智的角度面对现实，纠正不合理的认知。

2. 普及医学常识和卫生常识　疫情期间，与疫情相关的实时动态成为大多数中国人每天必读的信息。但同时，社会上各种各样的不实信息、错误信息也应运而生，如有人传盐水漱口可防病毒,有人称抽烟喝酒有防范病毒作用,还有人说放鞭炮有利于杀死病毒等。要加强群众对新型冠状病毒肺炎的认知和了解,增强群众对抗新型冠状病毒肺炎的信心,科学、有效、准确地传递相关知识成为重中之重。生理上的健康,是其他一切健康的基础。因此,应广泛普及关于新型冠状病毒肺炎和冠状病毒的科学知识以及卫生防疫手段,让人们正确应对自己每天的生活、工作,做到心中有数,这是一切其他工作的起点。

3. 建立社会支持系统　社会支持指的是个体与社会各方面,如同事、亲属、伙伴、朋友等个体以及单位、家庭、工会、党团等社团组织所产生的精神上和物质上的联系程度。良好的社会支持,一方面可以缓解由于精神紧张而引起的各种应激反应;另一方面,对于降低疾病的患病率具有重要意义。对于患者群体而言,心理工作者的早期介入、家庭和亲友的关心与支持、社会各界的热心援助、政府灾后重建措施等都能成为有力的家庭和社会支持,可以极大缓解患者群体的心理压力,使其产生被支持感和被理解感。

病毒的传播,往往引起并加剧了各种谣言的传播。伴随着大面积的疾病流行和心理恐慌,人们会不自觉地寻求替罪羊,予以口头上或精神上的惩罚,从而让自己获得某种心理上的安慰。因此,为了更好地进行心理重建,各类政府组织、医疗机构和公共卫生部门通过周密的安排,解决老百姓的日常生活困难,保障好一线医护人员的工作安全和家庭生活,同时通过及时发布信息,让人们了解正在发生的事情,避免由于信息不透明和过度延迟造成非理性的猜测,是非常重要的。

4. 宣传正能量　及时宣传疫区内普通人日常生活中的感人事迹,给老百姓提供定心丸和楷模。

在这场席卷全国的疫情防控阻击战中,涌现出一个个平凡而伟大的"战疫"英雄。他们有的是奋战在抗击疫情一线的白衣战士,有的是守护一方平安的基层民警,有的是防疫前沿的社区工作者,有的是维持社会运转的出租车司机和快递小哥,还有来自各行各业的青年志愿者等。正是因为他们的存在,人们才更加相信,同心协力,共克时艰,一定能取得疫情防控斗争的全面胜利。对灾区中涌现的英雄人物,如医护人员以及为疫区人民生活提供后勤保障的大量后勤保障人员、清洁工等要大力宣传。他们是抗击疫情的顶梁柱,是人们的希望所在。

普通人在疫区内是如何度过每一天的?他们的内心感受如何?他们的希望是什么?这些普通人的生活和内心诸多体验,各种媒体也要多宣传,让社会大众知道,从而为社会、为疫区,提供一个个活生生的生活楷模,让大家互相陪伴,互相鼓励,共建美好的精神家园。

5. 建立危机干预网络　灾害心理干预一般是灾害发生

后个体被动参与的,采取主动干预措施的比较少。完整的灾害救援体系应该包括卫生防疫、医疗救援、物质支援、心理救助等方面的内容。政府应该在各地建立精神卫生干预网络,举办各种学习班提高干预人员的业务水平,对社区专职卫生员、专职护理员进行心理危机干预培训。这样才能在灾难发生后,对受害个体进行迅速有效的心理救助。疫区心理援助的核心就是,通过网络等通信手段,与疫区人民心连心,互相陪伴关照。

6. 配合药物治疗　药物治疗是心理治疗的辅助方法,主要使用的药物有选择性 5- 羟色胺再摄取抑制剂类抗抑郁药物,它能够明显缓解焦虑、抑郁症状,减少回避症状,改善睡眠质量。躯体症状的改善可以使个体情绪发生改变,所以应该针对个体的种种躯体症状及时实施药物治疗。注意,各种药物治疗应当在专业精神科医师的指导下进行,以避免药物带来的不良反应。

我们必须明确的是,确诊患者与疑似患者若出现一些精神情绪,属于应激反应,并非精神疾病,绝不应该在此时再给他们扣上帽子。乐观的心情会感染自己和周围人,重新获得对健康、生活的掌控感,也有利于抗击病魔。

第八部分

就医指南

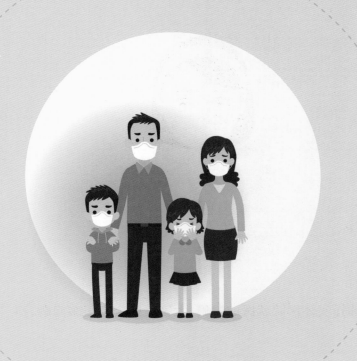

复工后，在疫情结束之前，健康问题可分为两类：一类是出现发热、咳嗽等新型冠状病毒肺炎疑似症状，怀疑自己中了招；另一类是出现其他不适症状。应当明确，所有发热（体温≥37.3℃）以及新发咳嗽、咳痰等呼吸道症状的患者，都应及时就近去定点医院发热门诊进行诊治，以免延误病情，在明确诊断前，应做好隔离防护。关于发热门诊就医相关内容前述已有介绍，在此不再赘述。下面主要介绍其他不适症状时该如何就医。

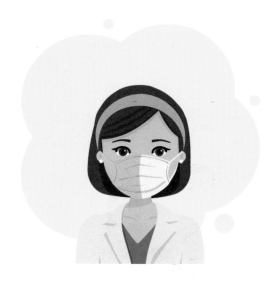

一、实体医院就医

选择实体医院就医的时候，大家可能会有很多问题、担心以及恐慌,如什么类型的健康问题需要去医院看病？是否会有交叉感染的风险？该选择什么样的医院及科室就诊？就诊时需要注意哪些问题？

（一）就医前的准备

1. 原则上,在这个特殊时期应尽可能少去或不去医院,如果必须就医,应就近选择能满足需求的、门诊量较少的医疗机构,如社区医疗机构等。

2. 尽量素颜便衣就诊。去医院就诊时,应选择穿脱方便的衣物以便检查时节省时间；面部气色和唇色是医生判断疾病的一部分依据,女性尽量不要化妆,以免掩盖某些疾病征兆。

3. 尽可能通过网络或电话了解拟就诊医疗机构情况,做好预约和准备,熟悉医院科室布局和就诊流程。预约成功后按照预约时间段就诊,减少等候时间。

目前,大多数二级以上医院为减少人群聚集,减少院内交叉感染,在疫情防控期间均已实行非急诊全面预约。除急诊、发热门诊外,来院患者必须通过各种预约平台完成预约后,按照预约提示时间到院取号就诊。自助挂号方式包括：①区号加114挂号,挂号系统每天上午8：30统一更新最新一天的挂号信息；②自助挂号机挂号,很多医院门诊大厅,都放置有自助挂号机；③登录当地网上预约挂号平台,简单快捷,可以按医院名称挂号,也可以按疾病种类挂号;④微信公众号挂号,如京医通微信公众号或医院微信公众号;⑤医院官方应用程序(application,App)挂号,部分医院推出了医院官方App,可完成预约挂号;⑥支付宝挂号缴费,打开支付宝搜索"医疗健康",进入"挂号就诊"即可。预约成功后,根据提示分时段取号、就诊,减少等候时间。了解挂号途径并熟练运用可规避现场挂号人员拥挤,减少不必要的院内逗留时间。不会使用新挂号途径的老年人可在年轻人及亲属的帮助下挂号就医。

4. 学会简单地将自己的症状分类,尽量避免挂号挂错科室,浪费时间精力。表1列出了一些常见症状及对应就诊科室,供大家参考。

表1　常见症状及对应就诊科室

症状	特征	就诊科室
发热	有或无其他伴随症状	发热门诊
胸痛	持续性或间断发作,伴或不伴胸闷、大汗,伴或不伴背痛	急诊内科或心内科
头晕	眩晕,与体位变化关系密切	耳鼻喉科
	步态走不稳或偏侧肢体麻木无力	急诊内科或神经内科
	伴颈部不适和双侧手脚麻木或踩棉花感	脊柱外科
	伴乏力,口唇、甲床、巩膜苍白	血液科或消化内科

续表

症状	特征	就诊科室
头痛	有外伤	神经外科
	伴有偏侧肢体麻木或无力,伴有言语功能障碍	急诊内科或神经内科
	单纯头痛	神经内科
心悸	伴有心前区不适,间断发作	心内科
腹痛	位于脐周,伴或不伴呕吐腹泻	急诊内科或消化科
	位于上腹部,伴或不伴向后背放射	急诊内科
	位于下腹部,伴有腰痛	急诊外科或泌尿外科
	女性,位于下腹部	妇科
血便	便后鲜血	普外科
	黑便或暗红色血便	急诊内科或消化科
小便异常	尿频、尿急、尿痛	急诊外科或泌尿外科
	泡沫增多	肾内科
	尿少,伴双下肢或眼睑水肿	肾内科
慢性症状	持续时间较长,无明显变化	预约相应专科门诊

　　需要特殊强调的是,发热患者去医院就诊前须提前查询设有发热门诊的医院及其开放时间,有的放矢,以免就诊于无发热门诊医疗机构。另外,如需在急诊区域就诊,务必向医护人员如实告知发热症状,并配合做好发热及非发热人员分区,如为疑似病例,需要收入隔离区域,医务人员会对各隔

离级别患者做好相应的防护隔离措施,不必过度恐慌,保持良好心态,相信医护人员,除身体免疫力外,保护自己的心理免疫力也尤为重要。

5. 建议列一张问题清单,尽可能全地列出自己想得知的问题,以便就诊时逐一询问医生,避免离院后发现有遗漏问题未解决,增加辗转医院时间。内容可包括:①我得了什么病;②检查的意义、程序有哪些,检查前、中、后有哪些需要注意的事项;③该病如何治疗,为什么吃这个药,如何吃;④服药期间,如何知道有没有效果,需要服多久,有无副作用,需要观察什么;⑤如果吃药后不见好转该怎么办,有无其他可行的治疗方法,下次什么时候来复诊,等等。

6. 戴好口罩,尽量佩戴护目镜、一次性手套等防护装备;随身携带消毒湿纸巾、免洗消毒洗手液。前往医院的路上,应全程正确佩戴医用外科口罩,如有发热、咳嗽等症状,应佩戴医用防护口罩。

7. 选择自驾去医院时,也应正确戴口罩,开车门时用湿纸巾对车把手进行擦拭消毒;开车时尽量戴一次性手套或对方向盘进行消毒;行驶通过车辆密集路段时,勿打开车窗,以防周围空气中有飞沫传入车内;建议使用 ETC 或无接触式停车缴费,不需摇窗或下车,最大限度地降低风险。

8. 尽量避免乘坐公共交通工具前往医院;如必须乘坐公共交通工具,尽量佩戴口罩和一次性手套或准备免洗消毒洗手液;乘车过程中尽量减少与他人交谈,个人物品尽量放在自己身上,不要倚靠车窗;尽量开通快捷支付。

9. 若路途中交通工具受到污染,建议使用含氯消毒剂或过氧乙酸消毒剂,对所有呼吸道分泌物和体液污染表面进行消毒。

10. 尽量避开人群密集场所,不要频繁使用手机。

11. 准备免洗消毒洗手液,随时保持手卫生。在路上时,做到人与人之间尽可能保持至少 1 米距离。

12. 尽量避免用手接触口、眼、鼻等部位;打喷嚏或咳嗽时,用纸巾或手肘衣服遮住口鼻。

(二)就医过程中的注意事项

1. 接触医院门把手、门帘、自助机屏幕按键、电梯扶手等医院物品后,尽量使用手部消毒液,如果不能及时做手消毒,不要用手接触口、鼻、眼。

2. 整个就医过程中患者本人及陪同人员务必佩戴好个人防护用具,配合医院门、急诊疫情筛查工作。如果病情允许,尽量在通风良好区域等候,少接触候诊区域座椅等。

3. 如实告诉医生病史,比如之前生过什么病,吃过什么药,对什么药过敏,有无家族史,发病诱因,持续时间等。切勿隐瞒病史!

4. 原则上讲,发热门诊、急诊及感染科以外的区域可视为非高风险区域,但也不可掉以轻心,规划好检查、缴费、取药路径,尽量不来回多区域走动,不在其他区域多逗留。

(三) 就医后

返家后,立即更换衣服,用肥皂或洗手液在流动水下认真洗手,衣物尽快清洗。

二、网络就医

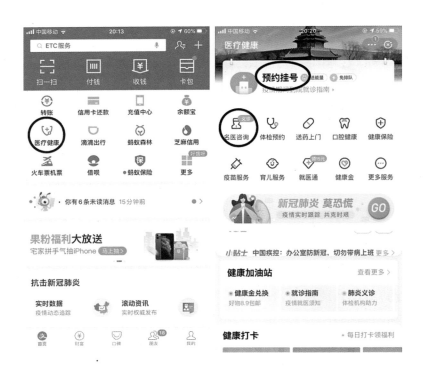

目前多数单位已经结束了春节假期,假期后复工势必造成大量人员流动和聚集,增加新型冠状病毒传染的风险。新型冠状病毒疫情正处于攻坚阶段,正值关键时期,非新型冠状病毒肺炎的轻症患者去医院就诊会增加交叉感染的机会。所以,我们强烈建议,非必须情况下不要去实体医院就医,充分利用强大的网络医疗资源解决一般性的病患问题。以下介绍几个常见的问题。

1. 没有发热和呼吸道症状,有其他不适,如何就医?

如果只有一些轻微的症状,不建议去医院就诊,当然也不建议自行前往药店购买药物服用。目前全国有多家医院开通了互联网就诊平台,可以选择网上咨询或用手机官方认证的 App 进行网上问诊,在专业医师的建议和指导下,决定是否需要到医院就诊和进行下一步治疗。网上咨询时,最好提前做好准备,尽可能多地提供病情。主要包括以下几个方面:①主诉,即最主要的不适或异常,如头晕3 天;②现病史,即发病前后的全过程,包括疾病的发生、发展、诱发因素、加重因素、诊疗经过等;③既往史,包括既往身体健康状况,过去曾患过哪些疾病,既往做过什么手术,有无过敏史等;④相关检查报告或化验单拍照上传,图像尽可能清晰;⑤你想要解决的问题和想要得到的帮助。

2. 需复诊和开药的慢性病患者如何就诊？

慢性病患者如果需要复诊,建议通过网上预约门诊的形式就诊,合理安排就诊时间,避免前往急诊而增加感染的风险。目前多数医院均已开通网上就诊预约平台,官方公众号预约平台等。当然您也可以通过手机 App 进行预约,既安全又省心。

3. 急危重症患者如何就医？

如果出现急性胸痛不缓解、进行性加重的呼吸困难、剧烈腹痛等急危重症,建议第一时间前往医院急诊就诊。注意,在就诊途中和就诊过程中做好防护,正确佩戴医用口罩。

三、端正就医心态

无论是实体就医还是互联网就医,端正心态是不变的话题。有的患者会向医生隐瞒一些重要信息,这是极不理智的情况,特别是在互联网就医的情境下,医生无法当面诊疗,您的选择性隐瞒极可能影响医生的判断。另外,一些患者喜欢多方问诊,今天在一家医院的 App 上就医之后,明天又以同样的问题在另一家医院线上就医,就像多跑几家医院,多见几个医生一样。生病后的焦虑心理导致患者多方求医本来是无可厚非的,而且互联网医疗环境便捷,这种现象屡见不鲜,患者往往问完这个医师又问那个医师,一家一家问下去,来来回回比较,每得到不同见解,都患得患失,不知所措,其实没有必要这样,信任医生是患者应该具备的良好心态。

参 考 文 献

[1] WHO Director-General's remarks at the media briefing on 2019-nCoV on 11 February 2020, https://www.who.int/dg/speeches/detail/who-director-general-s-remarks-at-the-media-briefing-on-2019-ncov-on-11-february-2020.

[2] Coronavirus disease 2019(COVID-19)Situation Report-30. https://www.who.int/docs/default-source/coronaviruse/situation-reports/20200219-sitrep-30-covid-19.

[3] 国家卫生健康委员会办公厅,国家中医药管理局办公室.关于发印新型冠状病毒肺炎诊疗方案(试行第六版)的通知:国卫办医函〔2020〕145号.(2020-02-18)〔2020-02-19〕.http://www.nhc.gov.cn/xcs/zhengcwj/202002/8334a8326dd94d329df351d7da8aefc2.shtml.

[4] LU R,ZHAO X,LI J,et al. Genomic characterisation and epidemiology of 2019 novel coronavirus:implications for virus origins and receptor binding. Lancet.〔2020-01-30〕. https://doi.org/10.1016/S0140-6736(20)30251-8.

[5] 国家卫生健康委员会办公厅,国家中医药管理局办公室.关于发印新型冠状病毒肺炎诊疗方案(试行第七版)的通知:国卫办医函〔2020〕184号.(2020-03-04)〔2020-03-04〕.http://www.nhc.gov.cn/yzygj/

s7653p/202003/46c9294a7dfe4cef80dc7f5912eb1989.shtml.

[6] CHAN JF,YUAN S,KOK KH,et al. A familial cluster of pneumonia associated with the 2019 novel coronavirus indicating person-to-person transmission:a study of a family cluster. Lancet. 2020,395(10223):514 – 523. doi:10.1016/S0140-6736(20)30154-9.

[7] HUANG C,WANG Y,LI X,et al. Clinical features of patients infected with 2019 novel coronavirus in Wuhan,China. Lancet. 2020,10223(395): 497-506. https://www.thelancet.com/journals/lancet/article/PIIS0140-6736(20)30183-5/fulltext.doi:10.1016/S0140-6736(20)30183-5.

[8] ZHOU P,YANG XL,WANG XG,et al. A pneumonia outbreak associated with a new coronavirus of probable bat origin. Nature. [2020-02-03]. https://doi.org/10.1038/s41586-020-2012-7.

[9] PAULES CI,MARSTON HD,FAUCI AS. Coronavirus infections-more than just the common cold. JAMA. [2020-01-23]. http://dx.doi.org/10.1001/jama.2020.0757.

[10] 中华预防医学会新型冠状病毒肺炎防控专家组. 新型冠状病毒肺炎流行病学特征的最新认识. 中华流行病学杂志,2020,41(2):139-144.

[11] MAHASE E. China coronavirus:mild but infectious cases may make it hard to control outbreak,report warns. BMJ. 2020,368 ;m325. [2020-01-28].http://dx.doi.org/10.1136/bmj.m325.

[12] ROTHE C,SCHUNK M,SOTHMANN P,et al. Transmission of 2019-nCoV infection from an asymptomatic contact in Germany. N Engl J Med. [2020-01-30]. http://dx.doi.org/10.1056/NEJMc2001468.

[13] HOLSHUE ML,DEBOLT C,LINDQUIST S,et al. First case of 2019 novel coronavirus in the United States. N Engl J Med. [2020-01-31]. http://dx.doi.org/10.1056/NEJMoa2001191.

［14］ YANG Y LQ,LIU M,et al. Epidemiological and clinical feature of the 2019 novel coronavirus outbreak in china. medRxiv. http：//doi.org/10. 1101/2020.02.10.20021675.

［15］ WORLD HEALTH ORGANIZATION. Novel Coronavirus (2019-nCoV) advice for the public：Myth busters. http：//www.who.int/ emergencies/diseases/novel-coronavirus-2019/advice-for-public/myth-busters.

［16］ 中国疾病预防控制中心新型冠状病毒肺炎应急响应机制流行病学组．新型冠状病毒肺炎流行病学特征分析．中华流行病学杂志，2020,41 (2)：145-151.

［17］ LI Q,GUAN X,WU P,et al. Early transmission dynamics in Wuhan, China,of novel voronavirus-infected pneumonia. N Engl J Med.［2020-01-29］. https：//doi.org/10.1056/NEJMoa2001316.

［18］ WHO Director-General's statement on IHR Emergency Committee on Novel Coronavirus (2019-nCoV). https：//www.who.int/dg/speeches/ detail/who-director-general-s-statement-on-ihr-emergency-committee-on-novel-coronavirus-(2019-ncov).

［19］ GUAN W,NI Z,HU Y,et al.Clinical characteristics of 2019 novel coronavirus infection in China. medRxiv.［2020-02-09］. https：//doi.or g/10.1101/2020.02.06.20020974.

［20］ WANG D,HU B,HU C,et al. Clinical characteristics of 138 hospitalized patients With 2019 novel coronavirus-infected pneumonia in Wuhan,China.JAMA.［2020-02-07］.https：//doi.org/10.1001/ jama.2020.1585.

［21］ 中华人民共和国国家卫生健康委员会．中华人民共和国国家卫生健康委员会公告,2020 年第 1 号,新型冠状病毒感染的肺炎纳入法定传染病管理．www.nhc.gov.cn/jkj/s7916/202001/44a3b8245e 8049d2837a 4f27529cd386.shtml.

［22］王国永,康殿民,巩怀证,等.流动人口传染病的防治与管理.预防医学论坛,2007,(2):148-150.

［23］王文卿,潘绥铭.人口流动对健康的影响.西北人口,2008,(4):55-58.